全国高等学校中药临床药学专业创新教材
全国医疗机构中药临床药师培训教材

中药处方点评

主　编　李学林　吴庆光

副主编　吕良忠　邱雄泉　沈夕坤　张凤瑞　周　鹏

编　者（以姓氏笔画为序）

毛柳英（北京中医药大学东直门医院）　　沈夕坤（苏州市中医医院）

田元春（广西中医药大学第一附属医院）　张凤瑞（长春中医药大学）

吕良忠（浙江省人民医院）　　　　　　　呼　梅（成都中医药大学附属医院）

朱日然（山东中医药大学附属医院）　　　周　鹏（河南中医药大学第一附属医院）

刘　莹（天津中医药大学第二附属医院）　孟　菲（河南中医药大学第一附属医院）

刘四军（广州中医药大学）　　　　　　　赵　薇（北京中医药大学东方医院）

苏　爽（中国中医科学院望京医院）　　　赵翡翠（新疆医科大学附属中医医院）

苏芬丽（广州中医药大学第一附属医院）　娄素卉（郑州大学第一附属医院）

李学林（河南中医药大学第一附属医院）　奚　燕（上海中医药大学附属龙华医院）

李春晓（河南中医药大学第一附属医院）　职　媛（西安市中医医院）

吴　健（安徽中医药大学第一附属医院）　黄小敏（河南中医药大学第二附属医院）

吴庆光（广州中医药大学）　　　　　　　樊鹏利（河南省人民医院）

邱雄泉（广州中医药大学附属中山中医院）

U0317262

人民卫生出版社

图书在版编目（CIP）数据

中药处方点评/李学林，吴庆光主编.—北京：
人民卫生出版社，2017
ISBN 978-7-117-24626-2

Ⅰ.①中… Ⅱ.①李… ②吴… Ⅲ.①中药材－处方－
分析－医学院校－教材 Ⅳ.①R282.7

中国版本图书馆 CIP 数据核字(2017)第 132691 号

| 人卫智网 | www.ipmph.com | 医学教育、学术、考试、健康，购书智慧智能综合服务平台 |
| 人卫官网 | www.pmph.com | 人卫官方资讯发布平台 |

中药处方点评

主　　编：李学林　吴庆光
出版发行：人民卫生出版社（中继线 010-59780011）
地　　址：北京市朝阳区潘家园南里 19 号
邮　　编：100021
E - mail：pmph @ pmph.com
购书热线：010-59787592　010-59787584　010-65264830
印　　刷：三河市尚艺印装有限公司
经　　销：新华书店
开　　本：787×1092　1/16　　印张：7
字　　数：170 千字
版　　次：2017 年 8 月第 1 版　2021 年 7 月第 1 版第 2 次印刷
标准书号：ISBN 978-7-117-24626-2/R·24627
定　　价：30.00 元

打击盗版举报电话：010-59787491　E-mail：WQ @ pmph.com
（凡属印装质量问题请与本社市场营销中心联系退换）

出版说明

近几年我国临床药学快速发展，尤其是西药的临床药学工作，正在全国如火如荼地开展，无论是学校教育，还是药师培训，都取得了显著的成绩。相比西药临床药学工作的开展情况而言，我国的中药临床药学人才培养工作才刚刚起步。

由于不合理用药导致的中药不良反应逐年上升，紧密结合中医临床开展中药临床药学，促进中药的合理应用，避免中药药害事件及减少中药不良反应的发生已迫在眉睫。目前全国各地各级医院特别是中医院十分重视中药临床药学工作的开展，但从开展的情况来看，存在的最大问题就是缺乏中药临床药学人才。为此，许多医疗机构和高等医药院校强烈呼吁尽快开展中药临床药学人才的培养教育工作。

为顺应这一人才培养需求，针对目前国内尚缺少中药临床药学专业全国性教材和培训用书的现状，更好地满足院校教育、继续教育的实际需求，在广泛调研和充分论证的基础上，我社与全国中医药高等教育学会中药教育研究会、中华中医药学会医院药学分会于 2015 年 4 月正式启动了全国高等学校中药临床药学专业创新教材、全国医疗机构中药临床药师培训教材的组织编写与出版工作。

作为全国首套中药临床药学专业创新教材和培训用书，本套教材具有如下特点：

一、以中医药理论为指导，突出中药临床药学专业特色

中药临床药学是在中医药理论指导下，以患者为对象，研究中药及其制剂与人体相互作用和合理应用的一门综合性学科。由于中医药有其独特的理论体系和特点，因此，该套教材在内容组织上不同于西药临床药学，是以中医药理论为指导，以中药学、中医学及相关社会科学知识为基础，创建具有鲜明中药临床药学专业特色的教材体系。教材内容紧密结合中医药理论，确保学生掌握必要的基本理论、基本知识和基本技能，以期培养出从事中药临床药学相关工作的，能够正确合理地使用中药、避免中药药害事件、减少中药不良反应发生的综合性、应用型中药临床药学人才。

二、以实践技能培养为核心，实现理论知识与临床实践有机贯通

中药临床药学是一门实践性很强的学科，因此，本套教材在编写中强调理论联系实际，注重对学生实践技能的培养，特别强调引入中药临床药学实践中的典型案例，使教材内容更加贴近岗位实际。旨在帮助学生理清理论知识与实际工作之间的关系，使学生在获取知识的过程中能与实际的岗位需求相结合，达到学以致用的目的。

三、以执业药师考试为契机，实现医学教育与药师考试有机融合

国家对 2015 年执业药师考试大纲进行了大幅度的改革，确定了"以用定考"的总体

方针，大大加强了对考生在药学服务、合理用药等方面知识水平和实践能力的考核。本套教材的编写目的和编写思路与执业药师考试改革的方向相契合，教材内容充分兼顾到执业药师考试大纲的要求，可为高校毕业生踏入工作岗位进行执业中药师考试奠定坚实的基础，也为正在医疗机构从事中药临床药学工作的从业者顺利考证提供了保障。

四、以教师和专家合作为起点，实现院校教育与继续教育实践有机衔接

考虑到中药临床药学专业实践性较强这一特点，为保证教材内容充分结合实际岗位要求，本套教材的编写团队由院校教师和临床一线的药师、医生共同组成，不仅能够确保一线工作岗位上的实践技能和实际案例写入教材，而且搭建了院校教师与医院专家合作的平台，为教师了解岗位需求、专家深入院校授课提供了有利条件。同时，本套教材也充分吸收了现阶段中药临床药师继续教育工作的宝贵经验，为今后开展继续教育和规范化培训奠定了基础。

本套教材的编写，得到了全国中医药高等教育学会中药教育研究会、中华中医药学会医院药学分会、全国高等学校中药临床药学专业教材建设指导委员会的精心指导与大力支持，得到了全国相关院校骨干教师以及医疗机构一线专家的积极参与，在此表示衷心的感谢！期待各院校、各医院在实际教学和工作中的使用过程中，对教材提出更多的宝贵意见，并请及时反馈给我们（renweiyaoxue@163.com），以便及时更正和修订完善。

人民卫生出版社

2016 年 9 月

全国高等学校中药临床药学专业创新教材
全国医疗机构中药临床药师培训教材
书　目

序号	教材名称	主编	单位
1	中药临床药学导论	梅全喜	广州中医药大学附属中山中医院
		彭代银	安徽中医药大学
2	临床中药药物治疗学	张　冰	北京中医药大学
		周祯祥	湖北中医药大学
3	中药临床药理学	吕圭源	浙江中医药大学
		马世平	中国药科大学
4	中药药事管理	谢　明	辽宁中医药大学
		董　玲	北京中医药大学
5	中药药物经济学	唐洪梅	广州中医药大学第一附属医院
		刘国祥	哈尔滨医科大学
6	中药治疗药物监测	李范珠	浙江中医药大学
		许丽雯	上海中医药大学附属龙华医院
7	中药药学信息检索与应用	姚　毅	南京中医药大学附属医院
		吴水生	福建中医药大学
8	中药药学服务	王丽霞	中国中医科学院广安门医院
		宋　英	成都中医药大学附属医院
9	中药临床药师基本技能与实践	陆　进	中日友好医院
		杜守颖	北京中医药大学
10	中药药性学	郑虎占	北京中医药大学
		彭　康	南方医科大学
11	中成药与西药的相互作用	曹俊岭	北京中医药大学东直门医院
		甄汉深	广西中医药大学

序号	教 材 名 称	主编	单 位
12	中药处方点评	李学林	河南中医药大学第一附属医院
		吴庆光	广州中医药大学
13	中药药源性疾病与防范	苗明三	河南中医药大学
		华国栋	北京中医药大学东方医院
14	中药临床方剂学	孙洪胜	山东中医药大学附属医院
		全世建	广州中医药大学
15	临床常用中药饮片鉴别	赵奎君	首都医科大学附属北京友谊医院
		刘春生	北京中医药大学
16	循证中药学	夏伦祝	安徽中医药大学第一附属医院
		张伶俐	四川大学华西第二医院

成员名单

主 任 委 员

彭代银　安徽中医药大学

彭　成　成都中医药大学

曹俊岭　北京中医药大学东直门医院

梅全喜　广州中医药大学附属中山中医院

副主任委员

林　羽　福建中医药大学

李范珠　浙江中医药大学

林瑞超　北京中医药大学

马世平　中国药科大学

谢　明　辽宁中医药大学

夏伦祝　安徽中医药大学第一附属医院

姚　毅　南京中医药大学附属医院

赵奎君　首都医科大学附属北京友谊医院

唐洪梅　广州中医药大学第一附属医院

徐德生　上海中医药大学附属曙光医院

委　员（以姓氏笔画为序）

马　春　北京卫生职业学院

王　晖　广东药科大学

王世宇　成都中医药大学

王丽霞　中国中医科学院广安门医院

王昌利　陕西中医药大学

王景红　中国中医科学院望京医院

田元春　广西中医药大学第一附属医院

吕圭源　浙江中医药大学

吕良忠　浙江中医药大学（浙江省人民医院）

华国栋　北京中医药大学东方医院

刘春生　北京中医药大学

闫娟娟　山西中医学院

许丽雯　上海中医药大学附属龙华医院

孙洪胜　山东中医药大学附属医院

杜守颖　北京中医药大学

李亚秋　辽宁中医药大学附属医院

李丽静　长春中医药大学

李国辉　中国医学科学院肿瘤医院

李学林　河南中医药大学第一附属医院

李培红　中国中医科学院西苑医院

杨丙友　黑龙江中医药大学

杨新建　天津市中医药研究院附属医院

吴　清　北京中医药大学

吴水生　福建中医药大学

吴庆光　广州中医药大学

何　新　天津中医药大学

邹爱英　天津中医药大学第二附属医院

沈夕坤　苏州市中医医院

宋　英　成都中医药大学附属医院

张　冰　北京中医药大学

张一昕　河北中医学院

张立超　上海中医药大学附属市中医医院

陆　进　中日友好医院

陈乃宏　湖南中医药大学

陈树和　湖北省中医院

陈素红　浙江工业大学

陈雪梅　厦门中医院

苗明三　河南中医药大学

林　宁　湖北中医药大学

林　华　广东省中医院

林良才　广州中医药大学

林能明　浙江中医药大学附属杭州市第一人民医院

欧阳荣　湖南中医药大学第一附属医院

郑虎占　北京中医药大学

钟凌云　江西中医药大学

秦华珍　广西中医药大学

聂继红　新疆医科大学附属中医医院

桂双英　安徽中医药大学

郭桂明　首都医科大学附属北京中医医院

唐秀能　广西中医药大学附属瑞康医院

谈瑄忠　南京市中医院

符　颖　海南省中医院
彭伟文　广州中医药大学附属中山中医院
董　玲　北京中医药大学
董婷霞　香港科技大学
曾赋芳　新疆医科大学
甄汉深　广西中医药大学
戴昭宇　香港浸会大学

前　言

2007年5月1日，原卫生部《处方管理办法》正式施行，首次提出医院应当建立处方点评制度，对不合理用药及时干预。2010年2月，原卫生部颁布了《医院处方点评管理规范（试行）》，进一步规范了医院处方点评工作，促进我国形成了规范的、可操作性强的处方点评制度。

但是，中药处方点评尚无实践指南或实施规范，缺乏可操作性的实施标准，各地区各医院开展的程度、点评方法、取得效果各不相同。为此，本教材依据《中华人民共和国药典》（2015年版）、《中药处方格式及书写规范》（国中医药医政发〔2010〕57号）、关于印发《医院中药饮片管理规范》的通知（国中医药发〔2007〕11号）、国家中医药管理局办公室关于进一步加强中药饮片管理保证用药安全的通知（国中医药办医政发〔2012〕22号）、《中成药临床应用指导原则》（国中医药医政发〔2010〕30号）、《中药注射剂临床应用指南》（人民卫生出版社）等资料，对中药合理用药的评判内容与标准、中药临床应用中存在的不合理问题以及如何开展中药处方点评工作进行了论述，以期能进一步促进我国的中药处方点评工作。

本教材第一章介绍了处方点评的起源、产生背景、概念与意义，第二章介绍了处方相关知识及其书写规则，第三章系统阐述了处方点评的核心理论和技术要点，前三章的内容是开展中药处方点评的前提和基础。第四章是中药饮片和中成药合理用药的基本原则，第五章是中药饮片和中成药处方点评的要点。

本书编委由来自全国各地20余所高等医学院校及医院的具有丰富教学经验的教师和具有丰富实践经验的药师组成，他们为本书的编撰做了大量工作，在此，一并表示诚挚的感谢。编者衷心希望这本教材能符合我国高等院校中药临床药学专业培养学生的总体目标要求和教育改革的需要。因编者水平所限，不当之处在所难免，恳请药学界同仁与使用本教材的学生提出修改意见，使本书随着药学教育的改革和发展不断进步，质量不断提高并日臻完善。

李学林　吴庆光

2017年5月

目 录

第一章　绪　论

第一节　处方点评的起源与背景

一、处方点评的产生与进展

2007 年 5 月 1 日由原卫生部颁发实施的《处方管理办法》首次提出医疗机构应当建立处方点评制度，对医师处方实施动态监测及超常预警，登记并通报不合理处方，对不合理用药及时干预。此方法借鉴了世界卫生组织（world health organization，WHO）推出的合理用药核心指标。2010 年 2 月原卫生部颁布《医院处方点评管理规范（试行）》（简称《规范》），对如何有效组织开展处方点评、发现不合理处方，如何干预及应用点评结果，以促进药物合理应用，持续提高临床药物治疗水平等，作出了具体规定。2010 年 10 月，国家中医药管理局颁布了《中药处方格式及书写规范》，规范了中药处方管理，提高中药处方质量，为探索科学合理的中药处方点评方法提供了制度保证。

自开展处方点评工作以来，各地探索和总结出了许多宝贵的经验。有报道广东某医院自 1997 年起就在临床药学工作的基础上推行处方点评制度，是国内最早开展处方点评工作的医院之一，其通过近 12 年的探索和实践，逐步形成了制度化、规范化且卓有成效的处方点评工作模式。《规范》颁布实施后，处方点评工作在国内各医院逐步得到落实，有效地提高了广大医务人员的合理用药意识和处方质量，规范了医师用药行为，促进了医疗质量的提高，减少了医患矛盾，降低了不合理用药的发生率。

随着中医药特色和优势越来越被人们所认识和接受，中药的应用已越来越普及了。但由于人们对中药认识的局限，不能正确使用中药的现象较普遍，既影响疗效，又容易引起不良反应。与西药相比，目前中药饮片、中成药临床应用中存在的不合理应用问题更严重，所以对中药的使用进行合理性评价至关重要。由于处方点评制度是一项全新的制度，尚无国际经验借鉴，国内也缺乏必要的标准和经验，不同单位点评深度和水平参差不齐。中药处方点评更由于难度大，力量薄弱，且无科学化、系统化中药处方点评实施要点参考，目前真正开展得很少，水平也很低，与临床工作的要求以及西药处方点评工作都有较大差距。目前，全国各地医院开展处方点评工作正如火如荼，但开展中药的处方点评工作却不太多，属于起步阶段。通过数据库检索有关中药处方点评的文献报道可知，国内目前只有少数医疗机构开展了中药处方点评工作，对中药不合理用药进行点评和干预。其主要原因是各地根据《医院处方点评管理规范（试行）》制定的一些处方点评实施细则多以西药处方点评为主，不适合中药处方点评工作，致使各级医院中药处方点评工作无从下手。因此，建立科学化、系统化且符合中医药特点的中药处方点评实施细则迫在眉睫。

二、合理用药与处方点评

WHO于1985年在内罗毕召开了重要的合理用药会议，把合理用药定义为："合理用药要求患者接受的药物适合他们的临床需要、药物的剂量符合他们个体需要、疗程足够、药价对患者及其社区最为低廉"。1997年WHO提出处方合理性是指处方决策的结果须让个体的健康收益最大化，并将合理用药的定义修订为安全、有效、经济的使用药品。其具体要求包括合适的药品，合适的用药方法、剂量、疗程，合适的患者，患者得到正确的药品消息，正确的评价以及患者的依从性。而中药的合理应用包括中药饮片和中成药两方面的内容，在遵循一般药物的合理应用原则——安全、有效、经济的前提下，有其自身的合理用药的特定原则。具体内容参见本书第四章。

为促进药物的合理应用，WHO发布了12项关于促进临床合理用药的核心政策和干预措施，如组建国家合理用药领导实体、在国家层面制定合理用药的战略措施和政策、制定临床用药指南、建立地区和医院药物治疗学委员会等。WHO还制定了一些核心指标来客观测评医疗单位合理用药情况，并可用于测评干预效果。由此可见，为解决不合理用药的问题，完善合理用药评价体系是当前首要探讨的问题。而促进合理用药首先就要调查存在什么样的问题及其严重程度，只有对药物使用情况进行了调查、评估和记录，才能正确评价干预措施的有效性。处方点评正是发挥了这样的作用，是合理用药的重要干预手段。

处方点评的主要内容包括法规和药学专业技术要求。事实上这两者能够有机结合，主要包括对处方格式的评价、对处方书写规范的评价、对处方用药合理性的评价。其中，处方用药合理性的评价是重点内容。中药处方点评可以以中医药理论为指导，借鉴一般处方点评的工作方法和模式建立适合中医药特点的点评方法。

三、不合理用药的原因、表现及后果

（一）不合理用药的原因

1. 医师方面

（1）药学知识不足：医师对药学知识掌握得不够全面，就不能全面地了解各种药物的作用、使用剂量、不良反应、注意事项等，并加以准确地运用，尤其是面对新药、特效药以及患者病情复杂的情况。

（2）药学知识没有及时更新：很多医师在用药时更多地受到传统用药习惯的影响，不能根据最新的循证医学证据，改进或优化传统经验，提升用药水平。

（3）责任心不强：部分医师工作态度不够认真、细心，容易造成写错药名及剂量等低级错误。

（4）受经济利益驱使：销售人员以不正当促销手段，使个别医师受经济利益驱使，违反治疗原则开大处方或使用价格昂贵的药品。

2. 药师方面

（1）定位偏差：我国临床药学起步较晚，发展尚不十分完善，药师指导用药的实践还存在很大的不足。实际上，很多医院药师的工作多局限在发药环节，在严格控制药物质量、规范指导合理用药、详细解释药品用法和特性等方面还做得不到位，药师技术水平较低。

（2）知识结构不合理：我国传统的药学教育注重药物的研制、生产，是药品供应者的角色，所培养出来的人才往往存在明显的知识结构缺陷，如生物医学、临床药学专业知识和实践技能缺乏，对临床药物治疗方案的选择和评价能力较低。

（3）药学知识陈旧：医院对药师实施再教育和培训的力度不大，不能帮助药师及时地更新和强化用药方面的知识。

3. 患者方面

（1）缺乏医药方面知识：患者缺乏疾病治疗相关知识，不能根据药物的介绍等正确地理解药物使用方法、效果及注意事项，会产生超出实际疗效的期望，再加上很多患者随着治疗进程的推进，服用的药物种类繁多，很容易混淆不同药物的服用剂量、次数等具体服用方法，导致不能正确地使用药物。

（2）用药依从性差：当一些症状减轻或者基本消失时，有些患者会因对病情过于乐观的自我评估而懈怠医师严格要求的用药嘱咐，进而产生轻视用药嘱咐、不顾医师嘱咐擅自减少或停止用药等行为。而部分患者自我管理能力较差，不能承受长期用药的苦楚，进而不能完全按照医嘱用药，也大大地降低了用药依从性。与此同时，在治疗期间，由于长期忍受不良反应，为了避免或减少治疗不适感，患者会不严格按照规定用药，甚至自行诊断并加减使用药物。

（3）经济压力的影响：很多患者不堪巨大的药物经济压力重担而减少或中断用药等也会直接引起不合理用药的发生。

4. 医疗管理方面

（1）医疗体制缺陷："以药养医"的机制诞生于计划经济时代，是指医院通过15％的药品加价率，以弥补政府财政对医疗机构投入不足和医疗服务价格过低的缺口。"以药养医"模式的产生主要还是源于医疗体制改革过程中市场化改革推进与政府责任缺失的并存。尽管相当一部分医疗机构依然可以获得财政拨款（因此被归类为"差额拨款的事业单位"），但它们的主要收入来源越来越倚重于其运营。主要的运营收入来源有二：服务收费和药品出售。由于医疗服务价格受到管制，因此药品出售一度成为医疗机构最重要的创收来源。这样，医院为了保持其收益，被迫在医疗服务之外设法通过药物和检查等手段来赚取收入以补贴亏空。

（2）医院管理不健全：医院管理的欠缺为不合理用药的滋生创造了条件，尤其在医改补偿机制尚未完善，仍然存在依靠药物作为其主要收入来源的情况下，这就使得医院愿意推销利润较高的新药，并对合理用药管理不够规范、有效，不能很好地引导医疗工作人员正确的用药。

（3）药品监管不到位：我国药品管理仍然十分薄弱，管理秩序混乱，相关部门对药品审批也存在不少问题。假冒、伪劣药品屡禁不止，药品广告管理欠规范，容易对医师、药师和患者产生误导，造成不合理用药。

（4）医保管理不配套：一是医疗保险用药政策在控制高价药滥用方面存在"真空"，诱导需求无法阻止；二是医疗保险审核监督手段明显滞后于现行医疗保险改革进程；三是医疗保险管理系统无法提供完备的用药分析数据，信息的滞后和数据的缺损也使得其实际的使用性较差。

（二）不合理用药的主要表现

1. 诊断不明或误诊而用错药 如医术和治疗水平不高，因诊断或疾病判断错误而用药不对症，单凭经验而盲目用药，轻症用重药，忽视特殊患者的用药禁忌等。

2. 用药不当 患者存在用药指征，但选用的药物不对症或对特殊患者有用药禁忌等。临床上，选用药物不当以抗生素类药物的滥用最为严重。多数情况属于选用药物不当，也有因开错、配错、发错、服错药物造成的。无用药适应证而保险或安慰性用药，或者有用药适应证而得不到药物治疗，则属于两侧的极端情况。

3. 忽视患者用药史 医师不了解、不仔细询问患者用药史，如药物过敏史、遗传缺陷、家族史，随意给患者用药，对曾经发生过药物不良反应者再次开用同种药物，可引起变态反应或其他不良反应以致严重后果。

4. 忽视患者原有病理状态 未全面了解患者生理、病理情况，给患者使用有禁忌的药品；不注意患者原有疾病及机体重要脏器的病理基础，给予对重要脏器有损害的药物，加剧原有疾病的恶变，造成药源性疾病。

5. 忽视患者个体差异 老人、小儿、孕妇具有各自的药代动力学特点，在用药时不能适当调整剂量，选择适当的药物，可造成药物中毒或致畸等严重不良反应。如个别低龄儿童使用阿司匹林可发生瑞氏综合征。

6. 无依据超说明书用药 国内研究显示，在 160 种常见药物的 4.23 亿张处方中有 8900 万张属于超药品说明书用药（21%），其中大多数（73%）少有甚至没有科学依据。超药品说明书用药一方面为临床疾病治疗带来了新的方法、新的希望，甚至成为治疗某些疾病行之有效的方法；但另一方面，因有些未经临床试验验证，也未经药监部门批准，其在临床诊疗过程中存在诸多风险。

7. 无视说明书禁忌提示 有些医师仅重视药品的适应证、用法用量，而忽略了药品说明书中的禁忌提示，这样会带来很大的用药风险。许多中成药如牛黄解毒丸、麝香保心丸因含有妊娠禁用成分而标注有妊娠禁忌。

8. 处方书写笔误 如药名、剂量、剂型、用量、给药途径及次数出现书写笔误。

9. 给药剂量、用法不正确

（1）用药不足：首先指剂量偏低，达不到有效治疗剂量；再就是疗程太短，不足以彻底治愈疾病，导致疾病反复发作，耗费更多的医药资源。

（2）给药剂量过大：大多数药品在一定范围内剂量越大，体内的血药浓度越高，作用也就越强。但过量使用硝酸甘油非但不能使静脉扩张、减低前负荷而降低心肌氧耗、改善心绞痛，反而可引起小动脉扩张及反向性静脉收缩造成心灌注降低，加重心绞痛。

（3）疗程过长：如清洁手术后长期使用抗生素，不仅浪费了药品，而且易诱导产生耐药菌株。

（4）用法错误：包括使用次数等。

10. 给药方案不合理 包括药品剂型选择、给药时间、间隔时间、给药途径不当等。

11. 联合用药不当 医师忽视药物间的相互作用，未根据患者治疗需要和药物特性设计合理的给药方案，在一个患者身上同时或相继使用两种或两种以上的药物，治疗一种或多种同时存在的疾病。联合用药不当包括：无必要地合并使用多种药物；不适当的联合用药，导致不良的药物相互作用。也包括重复给药，即多名医师给同一患者开相同的药物，并用含有相同活性成分的复方制剂和单方药物。

（三）不合理用药的后果

1. 延误疾病治疗　在临床疾病治疗过程中，用药不对症、给药剂量不足、疗程偏短、合并使用药理作用相互拮抗的药物等不合理用药，均不利于疾病的治疗，甚至可能延误患者疾病治疗的最佳时机，使疾病治疗不彻底，反复复发，加重患者痛苦，增加医师对疾病治疗的难度。

2. 引发药源性疾病　药源性疾病是指人类在治疗用药或诊断用药过程中，因药物或者药物相互作用所引起的与治疗目的无关的不良反应，致使机体某一（几）个器官或某一（几）个局部组织产生功能性或器质性损害而出现各种临床症状。包括药物正常用法用量情况下所产生的不良反应，也包括因超量、超时、误服或错用以及不正常使用药物所引起的疾病。如 20 世纪五六十年代的反应停事件和氯霉素引起的再生障碍性贫血等。

3. 造成药疗事故　因用药不当所造成的医疗事故，称为药疗事故。不合理用药所造成的不良后果被称为事故的，一是发生了严重的甚至是不可逆的损害，如致残、致死；二是涉及人为的责任，是医药人员的"过失"行为造成的。

4. 增加细菌耐药性　据报道，抗菌药物用量上升使细菌耐药性大增，其中革兰阳性菌对青霉素、氨苄西林等有 50% 以上产生了耐药性，革兰阴性菌对氨苄西林有 60% 以上产生了耐药性。

5. 浪费医疗卫生资源　不合理用药可造成药品乃至医药资源（物资、资金和人力）有形和无形的浪费。有形的浪费是显而易见的不合理消耗，如无病用药、重复给药和无必要的合并使用多种药物；无形的浪费往往容易被医药人员和患者忽视，如处置药物不良反应和药源性疾病，要增加医药资源的耗费。

第二节　处方点评的概念与定位

一、处方点评的概念

处方点评是根据相关法规、技术规范，对处方书写的规范性及药物临床使用的适宜性（用药适应证、药物选择、给药途径、用法用量、药物相互作用、配伍禁忌等）进行审核与评价，发现存在或潜在的用药问题，制定并实施干预措施和改进措施，促进临床药物合理应用的过程。

2010 年 2 月原卫生部颁布的《医院处方点评管理规范（试行）》（简称《规范》）论述了处方点评的性质，强调医院应建立处方点评制度，明确规定医院层面的管理责任、处方点评的组织管理和组织实施部门、专家组的职责、处方点评小组药师的资质等；也规定了处方点评工作应坚持科学、公正、实事求是的原则，要有完整、准确的记录；鼓励医院探索利用和建立电子信息处方点评系统，逐步实现处方点评自动化，对医院存在的问题进行综合分析，在实践中不断完善，促进医院临床合理用药的持续改进。

二、处方点评的定位

处方点评是医院持续改进医疗质量和药品临床应用管理的重要组成部分，是新的管理手段，是提高临床药物治疗水平的重要措施，是解决临床不合理用药的重要决策。国家卫生和计划生育委员会、国家中医药管理局均规定医院应当建立健全规范化的"处方点评制度"，并要组织实施。

《规范》明确了处方点评的定位，处方点评属于药物使用评价［drug utilization（use）evaluation，DUE］范畴，是对处方书写规范性与药物临床使用适宜性的评价。DUE 是连续的、系统的和标准化的药物应用评价系统。在处方点评工作进行过程中，要求对医师处方、护士给药和患者药品使用进行规范，进行持续的评价、干预、改进。其中，干预和持续的改进是评价的核心，制定点评工作的步骤、方法和评价标准均应按照 DUE 要求进行。通过处方点评，促进、优化药物治疗，加强医务人员在药品临床使用中的责任感，控制药物治疗费用，合理使用卫生资源。

第三节 处方点评的目的与意义

一、处方点评的目的

处方点评是药品使用后的评价，评估用药的科学性和合理性，重点规范医师的处方行为，加强对处方的管理，将正确处方变成一种习惯，一种职业操守；是医疗质量持续改进和药品临床应用管理质量的重要组成部分；解决处方质量问题，更主要解决合理用药问题；发现存在的问题，关注潜在的问题；能提高临床药物治疗水平，促进临床合理用药。

实施处方点评制度的目的在于通过对处方进行点评，从中发现存在的或潜在的问题，并采取相应的干预措施，实现处方质量改进与提高。总之，建立处方点评制度的最终目的是提高处方质量，促进合理用药，提高医疗质量，保障医疗安全。

二、处方点评的意义

实施处方点评，有利于发挥医务人员在药物使用过程中的作用与责任感，有利于提升药物治疗水平，提高合理用药水平，减少药品不良反应及不良事件的发生，促进医院医疗质量的提高；有利于规范处方管理，提高处方质量；有利于处方或用药医嘱以及调剂工作的规范，防止与用药有关的错误发生，保障患者的医疗安全；有利于降低医疗费用，节约医疗卫生资源，促使医院健康有序发展；有利于提高患者对医院和医务人员的信任度，改善医患关系与构建和谐社会。这是当前我国卫生事业发展的必然要求，也是构建和谐医患关系的重要保障。因此，实施处方点评是一项重大的民生工程。

第二章 处 方

第一节 处方的定义与类型

一、处方的定义

处方，是指由注册的执业医师或执业助理医师（以下简称医师）在诊疗活动中为患者开具的、由取得药学专业技术职务任职资格的药学专业技术人员（以下简称药师）审核、调配、核对，并作为患者用药凭证的医疗文书。处方包括医疗机构病区用药医嘱单。医师开具处方和药师调剂处方应当遵循安全、有效、经济的原则。

中药处方分中药饮片处方和中成药处方，是根据医师的辨证立法和用药要求，开具的载有中药药品名称、数量、用法等内容和制备任何一种中药制剂的医疗文书，反映了医师辨证立法及用药法度，是医师辨证论治的书面记录和凭证。既是医师给中药调剂人员的书面通知，又是中药调剂工作的依据，也是计价、统计的凭证。处方书因写了医师用药的名称、剂量、用法、剂型等信息，而具有技术意义。同时处方又是调查和处理医疗纠纷的重要依据，因处方书写或调配错误而造成医疗事故，医师或调剂人员应该负有法律责任，因而处方具有法律意义。

二、处方的类型

我国目前医院处方有普通处方、麻醉药品处方、精神药品处方、毒性药品处方、急诊处方、儿科处方等。

1. 麻醉药品处方　为开具麻醉药品的特殊处方，必须由具有麻醉药品处方权的执业医师开具。处方印刷用纸颜色为淡红色，右上角标注"麻、精一"。

2. 精神药品处方　为开具精神药品的特殊处方。第一类精神药品处方印刷用纸颜色为淡红色，右上角标注"麻、精一"；第二类精神药品处方印刷用纸为白色，右上角标注"精二"。

3. 毒性药品处方　为开具毒性药品的特殊处方。处方右上角标注"毒"。每张处方不得超过二日极量。

4. 普通处方　为开具麻醉药品、精神药品以外的其他药品的处方。处方印刷用纸为白色。

5. 急诊处方　为开具急诊患者急需药品的处方。处方印刷用纸为淡黄色，右上角标注"急诊"。

6. 儿科处方　为开具 14 周岁以下儿童患者所需药品的处方。处方印刷用纸为淡绿色，右上角标注"儿科"。

第二节　处方的结构与内容

一、处方的结构

医师处方应有一定结构，完整的处方一般包括处方前记、正文、后记。前记包含患者一般信息及诊断，应清晰、完整，并与病历记载相一致；正文主要内容为医师在诊疗活动中为患者开具的药物或据以配置制剂的药物；后记为医师、药师对处方的签字确认，具有法律意义，故处方一旦形成并完成调剂后就不得修改。每张处方只限于一名患者的用药。医疗机构的处方，按规定格式统一印刷。不同的处方使用不同的颜色纸印刷，并在右上角以文字注明处方的不同类型。

二、处方的内容

（一）处方前记

处方前记包括医疗、预防、保健机构名称，处方编号，费别，患者姓名、性别、年龄、门诊或住院号，科别或病区和床位号，临床诊断及开具日期等，并可添列特殊要求的项目。其中患者年龄必须写实际年龄，婴幼儿写日、月龄，必要时婴幼儿要注明体重。

麻醉药品和第一类精神药品处方还应当包括患者身份证明编号，代办人姓名、身份证明编号。

中药处方一般项目与西药处方相同，但临床诊断应包括病名和中医证型，应填写清晰、完整，并与病历记载相一致。

（二）处方正文

正文是处方的重要部分，处方开头以 Rp 或 R（拉丁文 Recipe "请取"的缩写）标示。分列药品名称、剂型、规格、数量、用法用量。中成药处方同西药处方。

中药饮片处方除在辨证论治的基础上选择合适的药物外，还必须严格遵循配伍组成的原则，通常包括君、臣、佐、使四个方面。书写处方时一般依照"君、臣、佐、使"的顺序排列。每一个方剂中的君药是必不可少的。而在简单方剂中，臣、佐、使药则不一定具备。

君药是针对发病原因或主症而起主要治疗作用的药物，它是处方中不可缺少的主要部分，药力居方中之首。臣药是协助主药以加强对主症或主病治疗作用的药物或针对兼症或兼病起主要治疗作用的药物，它是处方中的辅助部分。佐药有三个意义：一是佐助药，即配合君、臣药以加强治疗作用，或直接治疗各次要病症的药物；二是佐制药，即用以消除或减弱君、臣药的毒性，或制约其峻烈之性的药物；三是反佐药，即病重邪盛，可能拒药时，配用与君、臣药性味相反而又能在治疗中起相辅相成作用的药物。使药是引经药或调和药性的药物。

中药饮片处方应分列饮片名称、数量、煎煮方法和用法用量。剂数应当以"剂"为单位。在剂数之后写明煎煮方法、用法用量，包含每日剂量、采用剂型（水煎服、酒泡、打粉、制丸等）、每剂分几次服用、用药方法（内服、外用等）、服用要求（温服、凉服、顿服、空腹服、饭前服、饭后服等）等内容，例如："每日 1 剂，水煎 400ml，分早晚两次空腹温服"。

对于外用处方，应注明具体的外用用法，如贴患处、外涂、外洗、外敷、熏蒸、熏洗、保留灌肠、滴左眼或滴右眼、滴鼻、吹喉、纳肛、置阴道内、雾化吸入等。

（三）处方后记

后记包括医师签名，药品金额以及审核、调配、核对、发药的药学专业技术人员签名或者加盖专用签章。亦可根据各医疗机构具体需求添列特殊说明或备注。

第三节　医嘱的结构与内容

一、医嘱的结构

医嘱是指医师在医疗活动中下达的医学指令。医嘱内容及起始、停止时间应当由医师书写。医嘱内容应当准确、清楚，每项医嘱应当只包含一个内容，并注明下达时间，应当具体到分钟。医嘱分为临时医嘱和长期医嘱。

（一）临时医嘱

指有效时间在 24 小时内、要求护士在短时间内或即刻执行的医嘱，也包括仅在 12 小时内有效的备用医嘱。临时备用医嘱一般只执行一次。

（二）长期医嘱

指有效时间在 24 小时以上、要求护士定期执行的医嘱，也包括需要时执行的长期备用医嘱。长期医嘱指自医师开写医嘱时起，可继续遵循至医嘱停止的医学指令。长期医嘱书写在长期医嘱单上。

二、医嘱的内容

（一）临时医嘱的内容

医嘱的内容包括各种辅助检查（化验、超声、X 线、CT、MRI、病理等）检查项目，特殊检查（治疗）方法，拟施行手术名称、时间、麻醉方式、术前准备，药物敏感试验，即刻应用的药物。会诊、抢救、出院、转科、死亡等医嘱。

临时医嘱的注意事项有如下内容：

1. 药物敏感试验　应用蓝黑或碳素墨水笔书写药物名称和括号，在括号内用红色墨水笔标"＋"表示阳性，用蓝黑或碳素墨水笔标"－"表示阴性。

2. 辅助检查（化验、超声、X 线拍片、CT、MRI 等）"执行者签名"一栏由护士填写。

（二）长期医嘱的内容

长期医嘱包括护理常规类别、护理级别、病危与否、饮食、体位、药物（名称、剂量、给药途径及用法）、各种治疗操作等。

长期医嘱的注意事项有如下内容：

1. 开写医嘱时在医嘱栏内顶格书写，如一行写不完应在第二行的行首空一字格书写，如第二行仍未写完，第三行第一个字应与第二行第一个字对齐书写，不能写入邻近格内。

2. 患者转入、手术和分娩后应重新下达医嘱。在原有医嘱的最后一行下面用红色笔齐边框从左至右划一横实线，表示以上医嘱作废，然后在红线以下格内书写转入、术后和产后医嘱。

3. 重整医嘱时，应先在原有医嘱的最后一行下面用红色笔齐边框从左至右划一横实线，然后在红线下面的日期、时间和医嘱栏内，用红色笔书写"重整医嘱"四个字，重整的医嘱由整理医嘱的医师签名。

4. 医师在开具初始用药医嘱时，应注意患者入院前所服用药品的清单，以保障患者用药安全。如患者需使用自备药品，医师确认后应在医嘱中开具该药并标明"自备"。

（三）医嘱执行及记录要求

1. 医嘱内容及起始、停止时间应由医师直接填写、经医师签名后执行。

2. 一般情况下，护士不执行医师下达的口头医嘱。因抢救急、危重者需要下达口头医嘱时，护士应当复述一遍再执行。抢救结束，执行护士应在医师据实补记医嘱后，注明执行时间并签名。

3. 长期医嘱单上的执行时间和护士签名，为首次接到该医嘱指令、着手处理该医嘱内容的开始时间和护士签名。

4. 临时医嘱单上的执行时间、护士签名，为实际执行该医嘱的开始时间、护士签名；对非以护士为主要操作者的各种临时医嘱（心电图检查、各项化验检查、腰椎穿刺术等），护士不必填写临时医嘱单中的执行时间及护士签名栏。

5. 护士执行长期备用医嘱后，由执行护士记录在临时医嘱单上，注明执行时间并签名。

6. 各医院根据实际情况，记录长期医嘱的具体执行情况，并在患者出院时归入出院病历或档案中保存，可用表格、粘贴式等方式进行记录。记录内容包括姓名、床号等一般项目和医嘱内容、执行时间、执行者签名。其中，静脉给药长期医嘱执行记录才可采用"输液/巡视卡"，并在实际使用后粘贴保存。

7. 药物过敏反应皮试结果应由护士直接记录在临时医嘱单上，并实行双签名制。

8. 若医师重整医嘱，重整部分的长期医嘱不必在医嘱单上注明执行时间和执行护士。

第四节　处方书写规则

一、西药处方与中成药处方的书写规则

1. 患者一般情况、临床诊断填写清晰、完整，并与病历记载一致。中医医师按照辨证或辨证辨病结合选用中成药时，应写明病名和中医证型。

2. 每张处方限于一名患者的用药。

3. 字迹清楚，不得涂改；如需修改，应当在修改处签名并注明修改日期。

4. 药品名称应当使用规范的中文名称书写，没有中文名称的可以使用规范的英文名称书写；医疗机构或者医师、药师不得自行编制药品缩写名称或者使用代号；书写药品名称、剂量、规格、用法、用量要准确规范，药品用法可用规范的中文、英文、拉丁文或者缩写体书写，但不得使用"遵医嘱""自用"等含糊不清字句。

5. 患者年龄应当填写实足年龄，新生儿、婴幼儿写日、月龄，必要时要注明体重。

6. 西药和中成药可以分别开具处方，也可以开具一张处方。

7. 开具西药、中成药处方，每一种药品应当另起一行，每张处方不得超过5种药品。

8. 药品用法用量应当按照药品说明书规定的常规用法用量使用，特殊情况需要超剂量使用时，应当注明原因并再次签名。

9. 开具处方后的空白处划一斜线以示处方完毕。

10. 处方医师的签名式样应当与院内药学部门留样备查的式样相一致，不得任意改动，否则应当重新登记留样备案。

11. 药品剂量与数量用阿拉伯数字书写。剂量应当使用法定剂量单位：重量以克（g）、毫克（mg）、微克（μg）、纳克（ng）为单位；容量以升（L）、毫升（ml）为单位；国际单位（IU）、单位（U）。片剂、丸剂、胶囊剂、颗粒剂分别以片、丸、粒、袋为单位；溶液剂以支、瓶为单位；软膏及乳膏剂以支、盒为单位；注射剂以支、瓶为单位，应当注明含量。

二、中药饮片处方的书写规则

1. 中药饮片应当单独开具处方。

2. 应当体现"君、臣、佐、使"的特点要求。

3. 中药饮片名称应当按《中华人民共和国药典》规定准确使用，《中华人民共和国药典》没有规定的，应当按照本省（区、市）或本单位中药饮片处方用名与调剂给付的规定书写。

4. 剂量使用法定剂量单位，用阿拉伯数字书写，应当以克（g）为单位，"g"（单位名称）紧随数值后。

5. 调剂、煎煮的特殊要求注明在药品右上方，并加括号，如布包、先煎、后下等。

6. 对中药饮片的产地、炮制有特殊要求的，应当在药品名称之前写明。

7. 应根据整张处方饮片味数多少选择每行排列的味数，一般选择为每行四味，原则上要求横排及上下排排列整齐。

8. 中药饮片剂数应当以"剂"为单位。

9. 中药饮片用法用量应符合《中华人民共和国药典》规定，无配伍禁忌。如有配伍禁忌和超剂量使用时，应当在中药饮片名称上方再次签名。

10. 处方用法用量紧随剂数之后，包括每日剂量、采用剂型（水煎煮、酒泡、打粉、制丸、装胶囊等）、每剂分几次服用、用药方法（内服、外用等）、服用要求（温服、凉服、顿服、慢服、饭前服、饭后服、空腹服等）等内容，例如："每日1剂，水煎400ml，分早晚两次空腹温服"。

11. 按毒麻药品管理的中药饮片的使用应当严格遵守有关法律、法规和规章的规定。

12. 其他书写规则与西药、中成药处方相同。

第五节 电子处方

一、电子处方的应用

电子处方是推行医疗信息化的必然产物，也是推行医疗信息化的重要环节，与手写处方相比具有无可比拟的优越性。电子处方，是指由注册的执业医师或执业助理医师在诊疗活动中利用计算机为患者开具的，通过计算机网络传输并由药学专业技术人员审核、调配、核对，作为发药凭证的医疗用药数据电文。完整的处方包括3部分：前记、正文、后记。前记包括医疗、预防、保健机构名称，处方编号，费别、患者姓名、性别、年龄、门诊或住院病历号，科别或床位号、临床诊断、开具日期等。正文以 Rp 或 R 标示，分列药品名称、规格、数量、用法用量。后记包括医师签名，药品金额以及审核、调配、核对、发药的药学专业技术人员签名。

二、电子处方的优点

1. 信息共享 不同医师、不同部门、不同医院乃至相关环节，如患者本人、保险机构、支付机构、管理部门、科研机构等原则上都可以实现在任何时候、任何地点调阅全部用药记录。

2. 预警功能 电子处方是实现医疗智能化的基础，可以提供药物配伍禁忌、药物使用不当等预警功能，表现为电子处方具有自动审查开单医师处方权，能自动审查药物用量、用药途径是否合适，是否存在重复用药，还可依据患者年龄自动审查用药是否合适，同时还能对特殊药品、特殊患者进行用药审查。实践证明，电子处方系统中的处方自动监测系统（PASS）在降低不合理用药方面取得了良好的效果。

3. 实时监控功能 医院管理的核心就是提高医疗质量。现在对医疗质量的管理，已提高到由事后（也就是由患者出院乃至出事以后的回顾）转变成对医疗环节的动态管理。患者还在医院的时候，对进行中的医疗行为和过程进行质量监控和管理。使用电子处方能够实现对医师开方进行实时监控，而这是使用手工处方几乎不可能实现的。

4. 医疗信息资料库支持功能 使用电子处方可以提供电子图书、电子杂志，包括药物药效学、药动学、药品不良反应、药品使用方法等药学知识，还可以提供用药选择提示、药物对检测值的影响、最新诊疗方法等丰富的医疗信息。

5. 简化流程，缩短患者等候时间 挂号→就诊→输入电子处方→收费→取药，此为电子处方在门诊的整个流程。患者初次挂号前在导医台填写个人详细基本信息后挂号。医师输入电子处方时，只要通过刷卡即可调阅患者基本信息，保证处方前记各项目的完整，也大大节省了医师的时间。

6. 提高了录入数据或信息的准确率，降低了配方差错率 电子处方是由医师从计算机中调取药品信息，而药品信息由药剂科维护，使用规范药品名称和规格，有利于减少用药错误。电子处方格式规范，字迹清楚，符合《处方管理办法》中规定的书写规则和使用药品通用名称的规定。对比手工处方，有明显的优势，避免了因医师书写潦草而难以辨认的现象，大大降低了调配处方的差错率。

7. 严格的电子签名比手写签名或专用签章更可靠 从实际工作中出现的传统手写签名和印章认证方式经常被冒用来看，医师的手写签名或专用签章其实是很不安全的。由多种技术手段加密的电子签名比传统的手写签名或专用签章更可靠。

三、电子处方存在的问题及建议

1. 电子处方打印问题 《处方管理办法》（卫生部令第 53 号）第二十八条规定：医师利用计算机开具、传递普通处方时，应当同时打印出纸质处方，其格式与手写处方一致；打印的纸质处方经签名或者加盖签章后有效。药师核发药品时，应当核对打印的纸质处方，无误后发给药品，并将打印的纸质处方与计算机传递处方同时收存备查。从这条规定来看，医师在开具电子处方时必须同时使用手写签名，二者结合才能生效。但是，从当前大多数医疗机构运行的信息系统来看，如果要严格按照《处方管理办法》执行，则必须在每一个医师工作站配备打印机，医院不但不能简化程序提高效率反而要增加医疗成本。建议国家卫生和计划生育委员会顺应时代发展，结合当前电子化办公实际，出台相应规定，取消必须打印纸质处方的规定，同时完善电子处方的管理规范。

2. 病区用药医嘱单不规范 按照新版《处方管理办法》第二条规定，处方包括医疗机构用药医嘱单。目前采用病区用药医嘱单领用药品的医院大多数不规范，因为用药医嘱单只是简单的药品汇总请领单，只有病区名，药品规格、数量，没有患者姓名、年龄、病历号、临床诊断、用法用量、医师签名，药师无从审核医师处方的合理性，限于种种原因，病区医嘱单还无法按照门诊处方的模式操作。

第三章 处方点评方法

第一节 处方点评的依据

一、法律法规

（一）《中华人民共和国药品管理法》

简称药品管理法，1984年9月20日第六届全国人民代表大会常务委员会第七次会议通过，2001年2月28日第九届全国人民代表大会常务委员会第二十次会议修订，自2001年12月1日起施行。现行版本为2015年4月24日十二届全国人大常委会第十四次会议修改。该法旨在加强药品监督管理，保证药品质量，保障人体用药安全，维护人民身体健康和用药的合法权益，共十章一百零四条，是制订其他药品生产、经营、使用和管理的法律法规依据，为处方点评的重要法律依据。

（二）《中华人民共和国执业医师法》

简称医师法，1998年6月26日第九届全国人民代表大会常务委员会第三次会议通过，自1999年5月1日起施行。该法旨在加强医师队伍的建设，提高医师的职业道德和业务素质，保障医师的合法权益，保护人民健康，共六章四十八条，起到规范医师的执业行为，包括处方行为的作用，为处方点评的重要法律依据。

（三）《医疗机构管理条例》

由国务院于1994年2月26日颁布，1994年9月1日实施。该条例旨在加强对医疗机构的管理，促进医疗卫生事业的发展，保障公民健康，共七章五十五条，起到规范医疗机构诊疗行为，包括处方行为的作用，为处方点评的重要法律依据。

（四）《处方管理办法》

2006年11月27日经原卫生部部务会议讨论通过并发布，自2007年5月1日起施行。该办法旨在规范处方管理，提高处方质量，促进合理用药，保障医疗安全，共八章六十三条，对处方的开具、调剂、保管作出详细的规定，为处方点评提供法律法规基础。

（五）《医疗机构药事管理规定》

由原卫生部、国家中医药管理局、解放军总后勤部卫生部于2011年1月30日联合发出通知执行。该规定旨在加强医疗机构以患者为中心，以临床药学为基础，对临床用药全过程进行有效的组织实施与管理，促进临床科学、合理用药的药学技术服务和相关的药品管理工作，共七章四十六条，规范了医疗机构药事与药物治疗学管理，明确医疗机构药师、临床药物工作职责，包括处方审核、点评职责，为处方点评提供重要依据。

（六）《医院处方点评管理规范（试行）》

由原卫生部于2010年2月10日发出通知执行。该文件旨在规范医院处方点评工作，提高处方质量，促进合理用药，保障医疗安全，共六章二十七条，对处方点评的组织管理、处方点评的实施、点评结果以及点评结果的应用与持续改进做了明确规定。

（七）《中药处方格式及书写规范》

由国家中医药管理局于 2010 年 10 月 22 日发出通知执行。该文件旨在规范中药处方管理，提高中药处方质量，共十二条，为实施中药处方点评提供直接法规依据。

（八）《麻醉药品、精神药品处方管理规定》

由原卫生部于 2005 年 11 月 14 日发出通知执行。该规定旨在加强麻醉药品、精神药品处方开具、使用、保存管理，保证正常医疗需要，防止流入非法渠道，共十四条，为实施麻醉药品和精神药品处方点评的直接依据。

（九）《抗菌药物临床应用管理办法》

2012 年 2 月 13 日经原卫生部部务会审议通过并发布，自 2012 年 8 月 1 日起施行。该办法旨在加强医疗机构抗菌药物临床应用管理，规范抗菌药物临床应用行为，提高抗菌药物临床应用水平，促进临床合理应用抗菌药物，控制细菌耐药，保障医疗质量和医疗安全，共六章五十九条，为实施抗菌药物处方点评的直接依据。

（十）国家和地方各级卫生行政部门及食品药品监督管理部门文件

如《卫生部办公厅关于抗菌药物临床应用管理有关问题的通知》《卫生部办公厅关于做好全国抗菌药物临床应用专项整治活动的通知》《卫生部办公厅关于继续深入开展全国抗菌药物临床应用专项整治活动的通知》、河南省卫生和计划生育委员会河南省中医管理局《关于印发〈河南省中药饮片处方用名目录（2016 年版）〉的通知》、《河南省中药饮片炮制规范》（河南人民出版社，2005）等。

二、药品说明书、药典与处方集

（一）药品说明书

是指药品生产企业印制并提供的，包含药理学、毒理学、药效学、医学等药品安全性、有效性的重要科学数据、结论和信息，用以指导安全、合理使用药品的技术性资料。药品说明书的具体格式、内容和书写要求由国家食品药品监督管理总局制定并发布。

说明书必须包括以下内容：药品名称、成分、适应证或者功能主治、用法、用量、不良反应、禁忌、注意事项、规格、有效期、批准文号和生产企业。以及包括孕妇及哺乳期妇女用药、药物相互作用、临床研究、儿童用药、老年用药和药物过量、药理毒理和药代动力学等内容。

药品说明书是载明药品的重要信息的法定文件，是药品使用的法定指南，按《处方管理办法》规定，必须按照诊疗规范、药品说明书中的药品适应证、药理作用、用法、用量、禁忌、不良反应和注意事项开具处方。因此，药品说明书是处方点评的最重要技术依据。

同时，目前医药技术和知识更新快，而药品说明书的更新往往具有滞后性，有依据的超说明书用药具有一定的合理性，因此，在处方点评实际工作中，不可仅凭借说明书草率判定处方合理性，还应参考国际、国内的新的疾病诊疗规范、指南和共识。

（二）《中华人民共和国药典》及其临床用药须知

《中华人民共和国药典》2015 年版由一部、二部、三部和四部构成。《中华人民共和国药典临床用药须知》是《中华人民共和国药典》配套丛书之一，是由药典委员会医学专业委员会、中医专业委员会组织全国范围内各学科具有丰富专业知识、工作严谨的医药学权威专家，根据临床用药经验并结合国内外公认的相关资料编写而成的。本书内容科学、翔实，论述严谨、有序，紧密结合临床实际，具有很高的实用性和权威性，是医药工作者的必备工具书，当然也是处方点评最重要的参考书。

（三）《中国国家处方集》

本书是原卫生部委托中国医院协会组织国内 200 余名著名医学专家和药学专家，在借鉴英国等西方发达国家以及世界卫生组织编写的处方集经验的基础上，结合我国地域分布、疾病谱、临床治疗习惯、经济文化等因素，历时两年，攻坚克难，数易其稿编写而成的。《中国国家处方集》是国家药物政策的重要组成部分，是合理用药的专业指导性文件。《中国国家处方集》在编写上，采取"以病带药"的模式，充分结合各专业临床经验和国际共识，就临床各系统常见的疾病用药提出了用药原则和具体药物治疗方案，是处方点评非常重要的参考书和依据。

（四）《新编药物学》

本书由华东医务生活社于 1951 年 6 月出版发行第 1 版，第 6 版开始由人民卫生出版社出版，60 多年来修订 17 版，是指导了新中国成立以来历代临床医师和临床药学工作者合理准确用药的重要工具书，是处方点评重要的参考书。

三、指导原则、诊疗指南与专家共识

（一）《抗菌药物临床应用指导原则》（2015 年版）

本指导原则由国家卫生和计划生育委员会、国家中医药管理局和解放军总后勤部卫生部共同委托中华医学会会同中华医院管理学会药事管理专业委员会和中国药学会医院药学专业委员会，组织有关专家制订，由国家卫生和计划生育委员会（国卫办医发〔2015〕43 号）发布施行。本指导原则旨在推动合理使用抗菌药物、规范医疗机构和医务人员用药行为。《指导原则》对感染性疾病中最重要的细菌性感染的抗菌治疗原则、抗菌药物治疗及预防应用指征和合理给药方案的制订原则进行阐述，并列出常用抗菌药物的适应证及注意事项，各种常见细菌性感染的病原治疗，以期提高我国感染性疾病的抗菌治疗水平。《指导原则》共分四部分，一是"抗菌药物临床应用的基本原则"，二是"抗菌药物临床应用管理"，三是"各类抗菌药物的适应证和注意事项"，四是"各类细菌性感染的经验性抗菌治疗原则"。其中"抗菌药物临床应用的基本原则"在临床治疗中必须遵循，"各类抗菌药物的适应证和注意事项"以及"各类细菌性感染的经验性抗菌治疗原则"供临床医师参考，是抗菌药物处方点评的重要依据。

（二）《中成药临床应用指导原则》

本指导原则由国家中医药管理局会同有关部门组织专家制定，由国家中医药管理局颁布执行。本指导原则旨在加强中成药临床应用管理，提高中成药应用水平，保证临床用药安全。本指导原则共分四部分，第一部分为中成药概述，第二部分为中成药临床应用基本原则，第三部分为各类中成药的特点、适应证及注意事项，第四部分为中成药临床应用的管理。本指导原则是中成药处方点评的重要依据。

（三）《中药注射剂临床使用基本原则》

本指导原则由原卫生部会同国家食品药品监督管理总局制定，由原卫生部颁布执行。本指导原则旨在加强中药注射剂生产和临床使用管理，保障医疗安全和患者用药安全。共有七条中药注射剂临床使用的基本原则，是中药注射剂处方点评的重要依据。

（四）《糖皮质激素临床用药指导原则》

本指导原则由原卫生部委托中华医学会组织专家制订，由原卫生部发布施行。本指导原则旨在规范糖皮质激素的临床应用，避免或减少不良反应，保障患者的用药安全，提高疗效及降低医药费用。本指导原则共分四章，第一章为糖皮质激素临床应用的基本原则，第二章为糖皮质激素临床应用管理，第三章为糖皮质激素的适用范围和用药注意事项，第四章为糖皮质激素在不同疾病中的治疗原则。本指导原则是糖皮质激素处方点评的重要依据。

（五）《临床诊治指南》

本书由人民卫生出版社出版，全套共49册，是由原卫生部委托中华医学会牵头组织中华口腔医学会和与临床专业密切相关的56个专业分会，召集数千名权威专家教授历经4年编写而成。该指南内容翔实，具有科学性、权威性、先进性、指导性的鲜明特点，供全国各级医疗机构及医疗专业人员在临床工作中参照使用，也是处方点评的重要依据。

（六）中华医学会及各专业委员会制定的诊治指南

中华医学会是中国医学科学技术工作者自愿组成并依法登记成立的学术性、公益性、非营利性法人社团，是党和国家联系医学科技工作者的桥梁和纽带，是发展中国医学科学技术事业的重要社会力量，现有83个专科分会。按中华医学会章程规定，中华医学会及各专业委员会可以受政府有关部门委托，制定和更新临床诊疗指南和临床技术操作规范。其制定了各个领域或疾病的诊治指南（例如《中国成人社区获得性肺炎诊断和治疗指南》），具有科学性、权威性、先进性、指导性的鲜明特点，供全国各级医疗机构及医疗专业人员在临床工作中参照使用，也是处方点评的重要依据。

（七）专家共识

多指医药学中某一领域、某一疾病临床诊治专家共识，或某一类药物甚至某一药物的临床合理应用的专家共识（如《失眠定义、诊断及药物治疗专家共识》）。该类专家共识往往由中华医学会、中国药学会以及它们的各分会、专业委员会、专业组，组织某领域权威专家，对某一领域、某一疾病临床诊治或某一类药物甚至某一药物的临床合理应用进行认真、细致讨论，最后形成共识，并公开发表于某一专业期刊，或以文件形式下发，以指导临床诊治活动和合理用药。专家共识虽然比诊治指南地位要低，但也具有科学性、权威性、先进性、指导性的鲜明特点，供全国各级医疗机构及医疗专业人员在临床工作中参考使用，也是处方点评的重要依据。

（八）国外诊治指南和专家共识

包括世界卫生组织（WHO）、美国、欧盟、澳大利亚等国际组织与国家的医、药学会（协会）制定的诊治指南、专家共识，例如：美国胸科学会与感染病学会联合发布的《医院获得性肺炎治疗指南》等，均可作为处方点评的参考。

四、全国高等院校教材

全国高等院校教材是指供医学、药学类高等院校在校学生（包括研究生、普通高等学校本专科学生、成人高等学校本专科学生）学习使用的，由正规出版社出版的教材，例如：人民卫生出版社出版的《中药学》（第3版）（唐德才、吴庆光主编）等，可供全国各级医疗机构及医药专业人员继续教育以及临床工作中参考使用，也是处方点评的重要依据。

第二节　处方点评的判定标准与要点

一、处方点评结果与判定标准

按原卫生部《医院处方点评规范（试行）》第十五~第十九条之规定，处方点评结果可分为合理处方和不合理处方，不合理处方分为不规范处方、用药不适宜处方及超常处方。

（一）不规范处方

1. 处方的前记、正文、后记内容缺项，书写不规范或者字迹难以辨认的。

2. 医师签名不规范或者与签名的留样不一致的。

3. 药师未对处方进行适宜性审核的（处方后记的审核、调配、核对、发药栏目无审核调配药师及核对发药药师签名，或者单人值班调剂未执行双签名规定）。

4. 新生儿、婴幼儿处方未写明日、月龄的。

5. 西药、中成药与中药饮片未分别开具处方的。

6. 未使用药品规范名称开具处方的。

7. 药品的剂量、规格、数量、单位等书写不规范或不清楚的。

8. 用法、用量使用"遵医嘱""自用"等含糊不清字句的。

9. 处方修改未签名或未注明修改日期，或药品超剂量使用未注明原因和再次签名的。

10. 开具处方未写临床诊断或临床诊断书写不全的。

11. 单张门（急）诊处方超过五种药品的。

12. 无特殊情况下，门诊处方超过7日用量，急诊处方超过3日用量，慢性病、老年病或特殊情况下需要适当延长处方用量未注明理由的。

13. 开具麻醉药品、精神药品、医疗用毒性药品、放射性药品等特殊管理药品处方未执行国家有关规定的。

14. 医师未按照抗菌药物临床应用管理规定开具抗菌药物处方的。

15. 中药饮片处方药物未按照"君、臣、佐、使"的顺序排列，或未按要求标注药物调剂、煎煮等特殊要求的。

（二）用药不适宜处方

1. 适应证不适宜的。

2. 遴选的药品不适宜的。

3. 药品剂型或给药途径不适宜的。

4. 无正当理由不首选国家基本药物的。

5. 用法、用量不适宜的。

6. 联合用药不适宜的。

7. 重复给药的。

8. 有配伍禁忌或者不良相互作用的。

9. 其他用药不适宜情况的。

（三）超常处方

1. 无适应证用药。

2. 无正当理由开具高价药的。

3. 无正当理由超说明书用药的。

4. 无正当理由为同一患者同时开具 2 种以上药理作用相同药物的。

二、处方点评要点

（一）点评为不规范处方的要点

对违反《处方管理办法》第五～第七条、第十七～第二十七条，以及《医院处方点评管理规范（试行）》第十七条之规定，可点评为不规范处方。包括以下要点：

1. 点评为处方的前记、正文、后记内容缺项，书写不规范或者字迹难以辨认的要点

（1）前记：包括医疗机构名称、费别、患者姓名、性别、年龄、门诊或住院病历号、科别或病区和床位号、临床诊断、开具日期等。可添加特殊要求的项目，例如，麻醉药品和第一类精神药品处方还应当包括患者身份证明编号，代办人姓名、身份证明编号。

（2）正文：以 Rp 或 R（拉丁文 Recipe "请取"的缩写）标示，分列药品名称、剂型、规格、数量、用法用量。划一斜线以示处方完毕。

（3）后记：医师签名，药品金额以及审核、调配，核对、发药药师签名或者加盖专用签章。

（4）书写不规范或者字迹难以辨认：书写位置与格式不对应，字迹经两位经办人不能准确识别。

违反以上规定可点评为处方的前记、正文、后记内容缺项，或者书写不规范和字迹难以辨认。

2. 点评为医师签名不规范或者与签名的留样不一致的要点

《处方管理办法》规定：医师应当在注册的医疗机构签名留样备案后，方可开具处方，签名式样改变应重新备案，同时在医院药房留样备查。电子签名的电子匙应该由医院统一配发并有第三方认证。

违反该规定可点评为医师签名不规范或者与签名的留样不一致。

3. 点评为药师未对处方进行适宜性审核（处方后记的审核、调配、核对、发药栏目无审核调配药师及核对发药药师签名，或者单人值班调剂未执行双签名规定）的要点

《处方管理办法》规定：具有药师以上专业技术职务任职资格的人员负责处方审核、评估、核对、发药以及安全用药指导。在执业的医疗机构取得处方调剂资格的药师签名或者专用签章式样应当在本机构留样备查。

处方适宜性审核内容包括：

（1）规定必须做皮试的药品，处方医师是否注明过敏试验及结果的判定。

（2）处方用药与临床诊断的相符性。

（3）剂量、用法的正确性。

（4）选用剂型与给药途径的合理性。

（5）是否有重复给药现象。

（6）是否有潜在临床意义的药物相互作用和配伍禁忌。

（7）其他用药不适宜情况。

药师对以上处方的适宜性内容未进行审核、评估的可点评为药师未对处方进行适宜性审核。

同时，处方后记的审核、调配、核对、发药栏目无审核调配药师及核对发药药师签名，或者单人值班调剂未执行双签名规定的也可点评为药师未对处方进行适宜性审核。

4. 点评为新生儿、婴幼儿处方未写明日、月龄的要点

《处方管理办法》规定：新生儿、婴幼儿处方应写明日、月龄。根据《儿科学》第7版教材，新生儿期是指出生到生后28天；婴儿期是指生后至1周岁，包括新生儿期；幼儿期是指1岁至3岁。因此，处方中新生儿、婴幼儿体质弱、体重轻的还要求写明体重。

（1）从出生到1个月用日龄表示，如：16天。

（2）大于1个月、小于12个月用月龄表示，如：6个月。

（3）大于1岁、小于3岁用年龄加月龄表示，如：29个月表示为2岁5个月。

违反以上规定可点评为新生儿、婴幼儿处方未写明日、月龄。

5. 点评为西药、中成药与中药饮片未分别开具处方的要点

《处方管理办法》规定：西药和中成药可以分别开具处方，也可以开具一张处方，中药饮片应当单独开具处方。违反该规定的可点评为西药、中成药与中药饮片未分别开具处方。

6. 点评为未使用药品规范名称开具处方的要点

《处方管理办法》规定：药品名称应当使用规范的中文名称书写，没有中文名称的可以使用规范的英文名称书写。

规范的中文名称包括：药品通用名称、新活性化合物的专利药品名称和复方制剂药品名称；可以使用由原卫生部公布的药品习惯名称（具体可参考《处方常用药品通用名目录》以及《中国国家处方集》命名）。

没有中文名称的可以使用规范的英文名称书写。

拉丁文不再使用，不准使用药品商品名称以及自行编制的药品中、英文缩写或者代号。

医疗机构制剂的名称必须与批准的名称一致。

违反以上规定可点评为未使用药品规范名称开具处方。

7. 点评为药品的剂量、规格、数量、单位等书写不规范或不清楚的要点

《处方管理办法》规定：药品剂量与数量用阿拉伯数字书写。

（1）剂量应当使用法定剂量单位

重量以克（g）、毫克（mg）、微克（μg）、纳克（ng）为单位；

容量以升（L）、毫升（ml）为单位；国际单位（IU）、单位（U）；

中药饮片以克（g）为单位。

注：重量单位以克（g）为单位时，克（g）可以省略，直接写成0.1、0.5即可，其他单位必须写明；"0.5mg"，避免写成".5mg"，小数点后不应出现拖尾的0（如5.0mg）。

（2）各制剂书写单位

片剂、丸剂、胶囊剂、颗粒剂等固体制剂分别以片、丸、粒、袋为单位；

溶液剂以支、瓶为单位；

软膏及乳膏剂以支、盒为单位；

注射剂以支、瓶为单位，应当注明含量；

中药饮片以剂为单位。

违反以上规定可点评为药品的剂量、规格、数量、单位等书写不规范或不清楚。

8. 点评为用法、用量使用"遵医嘱""自用"等含糊不清字句的要点

《处方管理办法》规定：书写药品名称、剂量、规格、用法、用量要准确规范，药品用法可用规范的中文、英文、拉丁文或者缩写体书写，但不得使用"遵医嘱""自用"等含糊不清字句。

违反该规定可点评为用法、用量使用"遵医嘱""自用"等含糊不清字句。

9. 点评为处方修改未签名或未注明修改日期，或药品超剂量使用未注明原因和再次签名的要点

《处方管理办法》规定：处方如需修改，应当在修改处签名并注明修改日期；药品用法用量应当按照药品说明书规定的常规用法用量使用，特殊情况需要超剂量使用时，应当注明原因并再次签名（尤其是用药剂量差异大时，如肿瘤化疗、激素冲击疗法等）。

违反该规定可点评为处方修改未签名并注明修改日期，或药品超剂量使用未注明原因和再次签名。

10. 点评为开具处方未写临床诊断或临床诊断书写不全（或规范）的要点

《处方管理办法》规定：处方除特殊情况外，应当注明临床诊断。"特殊情况"一般是指注明临床诊断对个别患者治疗造成不利，或涉及患者隐私的诊断。例如：艾滋病、梅毒、淋病、性功能障碍、不孕不育或患者家属强烈要求隐瞒的肿瘤诊断等。

临床诊断必须准确、规范、完整；不能使用"上感""慢支"等不规范诊断缩写，或者使用"发热""发烧""头痛""气促"等临床症状代替临床诊断，或者使用"开药""自用""备用""自带药"等不符合诊疗规范的诊断。

违反以上规定可点评为开具处方未写临床诊断或临床诊断书写不全（或不规范）。

11. 点评为单张门（急）诊处方超过五种药品的要点

《处方管理办法》规定：开具西药、中成药处方，每一种药品应当另起一行，每张处方不得超过 5 种药品。

输液溶媒及药品均分别计数，中药饮片不受此限制；对少数患有多种疾病，或个别危重患者等特殊情况超过五种者，医师应注明原因，并再次签名。

违反以上规定可点评为单张门（急）诊处方超过五种药品。

12. 点评为无特殊情况下，门诊处方超过 7 日用量，急诊处方超过 3 日用量，慢性病、老年病或特殊情况下需要适当延长处方用量未注明理由的要点

《处方管理办法》规定：处方一般不得超过 7 日用量；急诊处方一般不得超过 3 日用量；对于某些慢性病、老年病或特殊情况，处方用量可适当延长，但医师应当注明理由。

慢性病、老年病：一般指需要长期或较长时间服药，期间不需要检测检查，如糖尿病、高血压等。

特殊情况如：行动不便患者、肿瘤患者的辅助用药，外地患者当地无此药等，一般以不超过 30 日用药为限。

违反以上规定可点评为无特殊情况下，门诊处方超过 7 日用量，急诊处方超过 3 日用量，慢性病、老年病或特殊情况下需要适当延长处方用量未注明理由。

13. 点评为开具麻醉药品、精神药品、医疗用毒性药品、放射性药品等特殊管理药品处方未执行国家有关规定的要点

《处方管理办法》规定：医师取得麻醉药品和第一类精神药品处方权后，方可在本机构开具麻醉药品和第一类精神药品处方，但不得为自己开具该类药品处方。药师取得麻醉药品和第一类精神药品调剂资格后，方可在本机构调剂麻醉药品和第一类精神药品。医师应当按照原卫生部制定的麻醉药品和精神药品临床应用指导原则，开具麻醉药品、第一类精神药品处方。医疗用毒性药品、放射性药品的处方用量应当严格按照国家有关规定执行。

门（急）诊癌症疼痛患者和中、重度慢性疼痛患者需长期使用麻醉药品和第一类精神药品的，首诊医师应当亲自诊查患者，建立相应的病历，要求其签署《知情同意书》。

病历中应当留存下列材料复印件：

（1）二级以上医院开具的诊断证明。

（2）患者户籍簿、身份证或者其他相关有效身份证明文件。

（3）为患者代办人员身份证明文件。

除需长期使用麻醉药品和第一类精神药品的门（急）诊癌症疼痛患者和中、重度慢性疼痛患者外，麻醉药品注射剂仅限于医疗机构内使用。

为门（急）诊患者开具的麻醉药品注射剂，每张处方为一次常用量；控缓释制剂，每张处方不得超过 7 日常用量；其他剂型，每张处方不得超过 3 日常用量。

第一类精神药品注射剂，每张处方为一次常用量；控缓释制剂，每张处方不得超过 7 日常用量；其他剂型，每张处方不得超过 3 日常用量。哌醋甲酯用于治疗儿童多动症时，每张处方不得超过 15 日常用量。

第二类精神药品一般每张处方不得超过 7 日常用量；对于慢性病或某些特殊情况的患者，处方用量可以适当延长，医师应当注明理由。

为门（急）诊癌症疼痛患者和中、重度慢性疼痛患者开具的麻醉药品、第一类精神药品注射剂，每张处方不得超过 3 日常用量；控缓释制剂，每张处方不得超过 15 日常用量；其他剂型，每张处方不得超过 7 日常用量。

为住院患者开具的麻醉药品和第一类精神药品处方应当逐日开具，每张处方为 1 日常用量。

对于需要特别加强管制的麻醉药品，盐酸二氢埃托啡处方为一次常用量，仅限于二级以上医院内使用；盐酸哌替啶处方为一次常用量，仅限于医疗机构内使用。医疗机构应当要求长期使用麻醉药品和第一类精神药品的门（急）诊癌症患者和中、重度慢性疼痛患者，每 3 个月复诊或者随诊一次。

癌痛患者确需使用吗啡制剂时，可由医师根据病情需要和耐受情况决定其吗啡制剂的使用剂量。

违反以上规定可点评为开具麻醉药品、精神药品、医疗用毒性药品、放射性药品等

特殊管理药品处方未执行国家有关规定。

14. 点评为医师未按照抗菌药物临床应用管理规定开具抗菌药物处方的要点

医师未按照抗菌药物分级管理办法及权限，未履行规定程序，存在越权使用抗菌药物情况；以及违反《抗菌药物临床应用管理办法》《抗菌药物临床应用指导原则》《卫生部办公厅关于抗菌药物临床应用管理有关问题的通知》（卫办医政发［2009］38 号）相关规定开具处方的，可点评为医师未按照抗菌药物临床应用管理规定开具抗菌药物处方。

15. 点评为中药饮片处方药物未按照"君、臣、佐、使"的顺序排列，或未按要求标注药物调剂、煎煮等特殊要求的要点

中药处方包括中药饮片处方、中成药（含医疗机构中药制剂，下同）处方，饮片与中成药应当分别单独开具处方。

中药饮片处方的书写，一般应当按照"君、臣、佐、使"的顺序排列。

调剂、煎煮的特殊要求注明在药品右上方，并加括号，如布包、先煎、后下等；对饮片的产地、炮制有特殊要求的，应当在药品名称之前写明。

体现辨证论治和配伍原则。

中医诊断，包括病名和证型（病名不明确的可不写病名）。

有配伍禁忌和超剂量使用时，应当在药品上方再次签名。

（二）点评为用药不适宜处方的要点

对违反《处方管理办法》第十四～第十五条，以及《医院处方点评管理规范（试行）》第十八条之规定，可点评为用药不适宜处方。包括以下要点：

1. 点评为适应证不适宜的要点

适应证：指某一种药物或治疗方法所能治疗的疾病范围。药品适应证是指药物根据其用途，明确该药用于预防、治疗、诊断、缓解或者辅助治疗某些疾病或者症状。在某些说明书或书籍可能表示为"功能主治"或"作用与用途"。

按《处方管理办法》规定：医师应当根据医疗、预防、保健需要，按照诊疗规范、药品说明书中的药品适应证等开具处方。因此，处方开具药品的【适应证】【功能主治】【作用与用途】与临床诊断或病情不符可点评为适应证不适宜。

例如：

（1）临床诊断为"带状疱疹"的处方使用抗菌药物：带状疱疹是病毒感染，使用抗菌药物可以点评为适应证不适宜。

（2）临床诊断为"锁骨骨折"的处方使用香丹注射液：香丹注射液的功能主治为扩张血管，增进冠状动脉血流量，用于心绞痛，亦可用于心肌梗死等，与"锁骨骨折"诊断不符，可以点评为适应证不适宜。

2. 点评为遴选的药品不适宜的要点

"遴选的药品不适宜"通常是指患者有使用某类药物的指征，但选用的药物相对于老年、儿童、孕妇等特殊人群，以及肝、肾功能不全的某些患者，存有潜在的不良反应或安全隐患等情况，包括：

（1）处方开具药品是特殊人群如妊娠期妇女、哺乳期妇女和儿童需要禁忌使用的。

（2）老年患者（代谢功能减退的）及肝肾功能不全者。

（3）药品选择与患者性别、年龄不符。

（4）患者有药物过敏史。

（5）患者有药物禁忌的疾病史。

（6）处方药品与患者疾病轻重程度不符。

（7）药品浓度和溶媒选择不适宜。

以上情况均可点评为遴选的药品不适宜。

3. 点评为剂型或给药途径不适宜的要点

（1）药品剂型不适宜：例如鼻炎本应使用喷鼻剂开成哮喘用粉吸入剂；妇科阴道疾病本应使用栓剂开成皮肤用软膏剂；眼科应该使用滴眼剂开成滴耳剂。

（2）给药途径不适宜：例如只能静脉注射的药物开成肌内注射；外用药品用法写为口服；肌内注射药品开成静脉注射；注射药物作为外用冲洗药，但给药途径写为注射。

以上情况均可点评为剂型或给药途径不适宜。

4. 点评为无正当理由不首选国家基本药物的要点

（1）"无正当理由"可理解为缺乏最新的治疗指南推荐、缺乏相应的药物治疗学基础及循证医学证据等情况。

（2）国家基本药物是指由国家政府制定的《国家基本药物目录》中的药品，遴选原则是防治必需、安全有效、价格合理、使用方便、中西药并重、基本保障、临床首选和基层能够配备的原则。国家基本药物目录在保持数量相对稳定的基础上，实行动态管理，原则上 3 年调整一次，必要时，经国家基本药物工作委员会审核同意，可适时组织调整。《国家基本药物目录》（2012 版）化学药品和生物制品主要依据临床药理学分类，共 317 个品种；中成药主要依据功能分类，共 203 个品种；中药饮片不列具体品种，用文字表述。

缺乏最新的治疗指南推荐、缺乏相应的药物治疗学基础及循证医学证据等情况而不首选《国家基本药物目录》中的药品可点评为无正当理由不首选国家基本药物。

5. 点评为用法、用量不适宜的要点

处方开具药品的用法、用量与药品监督管理部门批准的该药品说明书或《中华人民共和国药典临床用药须知》所载明的用法、用量不符可点评为用法、用量不适宜。包括：

（1）疗程过长或过短。

（2）给药次数过多或过少。

（3）用药剂量过大或不足。

（4）不同适应证用法用量不适宜。

（5）手术预防用药时机不适宜。

（6）特殊原因需要调整用量而未调整用量的。

6. 点评为联合用药不适宜的要点

联合用药是指在疾病的治疗过程中，同时使用两种或两种以上的药物。联合用药的指征主要有：

（1）单用一种药物不能很好地控制疾病，为了增加药物的疗效而采用联合用药，多采用有协同作用的药物联合，如硝酸类制剂和 β 受体拮抗剂联合应用治疗冠心病心绞痛。

（2）为了减轻药物的毒副作用，如氢氯噻嗪和螺内酯联合应用，即排钾和保钾利尿剂联用，防止出现电解质（主要是血钾）紊乱。

不符合该联合用药指征的点评为联合用药不适宜。包括：

（1）单用一种药物能很好控制疾病而联合用药；如扁桃体炎同时使用头孢呋辛和阿莫西林。

（2）产生拮抗作用的药物联合使用，如散瞳药与治青光眼药。

（3）联用后加重药物不良反应的，如阿米卡星和呋塞米，因两者都具有耳毒性，合用会加重耳毒性。

（4）联用后减弱药物治疗作用的，如钙剂与四环素合用可降低相互的疗效。

（5）其他不需联合用药而采用联合用药的情况。

7. 点评为重复给药的要点

（1）同一种药物重复使用：如成分相同但商品名或剂型不同的药物合用，单一成分及其含有该成分的复方制剂合用。

（2）药理作用相同的药物重复使用：如非甾体抗炎药的联合使用。

（3）同类药物，相同作用机制的药物合用：如硝苯地平和地尔硫䓬同为钙离子拮抗剂。

8. 点评为有配伍禁忌或者不良相互作用的要点

配伍禁忌是指两种或两种以上药物联合使用时发生的可见或不可见的物理或化学变化，如出现沉淀或变色，导致药物疗效降低。

不良相互作用是借助于机体的因素，包括药物的吸收、分布、代谢和排泄相关的酶、转运蛋白，以及受体等因素，导致的药效减弱或毒副作用增强，常以药物不良反应的形式表现出来。

符合以上情况可点评为有配伍禁忌或者不良相互作用，例如：

（1）药物配伍使用时，能发生浑浊、沉淀、产生气体及变色等外观异常的现象等理化反应。

（2）药品配伍使副作用或毒性增强，引起严重不良反应。

（3）药品配伍使治疗作用过度增强，超出了机体所能耐受的能力，也可引起不良反应，乃至危害患者等。

（4）药品配伍使治疗作用减弱或药品的稳定性降低。

9. 点评为其他用药不适宜情况的要点

上述点评要点以外的其他不适宜用药情况。

（三）点评为超常处方的要点

对违反《处方管理办法》第四十四～第四十五条，以及《医院处方点评管理规范（试行）》第十九条之规定，可点评为超常处方。包括以下要点：

1. 点评为无适应证用药的要点

无适应证用药，通常是患者疾病无用药指征或无用药需求，而开具处方使用药物的现象，与"适应证不适宜"区别是前者是医师为了开药而开药，后者是因知识水平或不小心开错药，前者其实质是"滥用药物"，后者其实质是"用错药物"。

2. 点评为无正当理由开具高价药的要点

"高价药品"是使用药品的价格相对基本医疗用药而言价格昂贵的药品，特别是药物经济学评价中效益/风险比值差的药品。

无正当理由开具高价药就是违反"安全、有效、经济"的合理用药原则，无证据开具高价药或药品品种多、数量和金额大、时间长的处方，以及人情方和严重用药不当处方，实质是不合理"大处方"。

3. 点评为无正当理由超说明书用药的要点

超说明书用药是指适应证、给药方法或剂量在国家食品药品监督管理总局（CFDA）批准的药品说明书之外使用药品。

无正当理由超说明书用药就是无证据超过说明书规定适应证、给药方法或剂量开具药品，实质是"乱用药"。

4. 点评为无正当理由为同一患者同时开具2种以上药理作用相同药物的要点

（1）同一处方开具2种以上药理作用相同（包括功能主治相似或相近的中成药）的药物，如同类非甾体抗炎药、同类抗菌药物等。

（2）同一医师分不同处方为患者开具2种以上药理作用相同（包括功能主治相似或相近的中成药）的药物。

点评为超常处方与点评为用药不适宜处方的区别是：超常处方是超过正常情况，是医师为了某种目的而有意开具超常处方，实质是"滥用药""乱用药"，不合理"大处方"，是医德医风问题，是带有目的性、普遍性和长期性的现象；而用药不适宜处方往往是医师因知识水平或不小心开错药，是无意而为之，是技术问题，是偶然的现象。

第三节　专项处方点评

专项处方点评是医院根据药事管理和药物临床应用管理的现状和存在的问题，确定点评的范围和内容，对特定的药物或特定疾病的药物（如国家基本药物、血液制品、中药注射剂、肠外营养制剂、抗菌药物、辅助治疗药物、激素等临床使用及超说明书用药、肿瘤患者和围术期用药等）使用情况进行的处方点评。

一、国家基本药物处方点评

国家基本药物是指由国家政府制定的《国家基本药物目录》中的药品，是适应基本医疗卫生需求，剂型适宜，价格合理，能够保障供应，公众可公平获得的药品。开展基本药物处方点评，对了解基本药物用药状况，对基本药物制度的实施，具有积极的促进作用。具体而言，基本药物处方点评，可从"可获得性""使用合理性"方面进行评价。

（一）处方中基本药物使用状况点评（即基本药物"可获得性"评价）

1. 点评目的

（1）分析处方中基本药物总体用药情况，考察医疗机构对基本药物制度的执行程度。

（2）针对"是否优先选用基本药物"进行处方点评，评价基本药物的可及性。

2. 点评的要点

（1）基本药物处方百分率（％）

$$\text{基本药物处方百分率} = \frac{\text{基本药物处方数}}{\text{总抽样处方数}} \times 100\%$$

（2）基本药物占处方用药品种百分率（％）

$$基本药物占处方用药品种百分率 = \frac{就诊用基本药物品种数}{同期就诊用药总品种数} \times 100\%$$

（3）基本药物占处方用药金额百分率（％）

$$基本药物占处方用药金额百分率 = \frac{就诊用基本药物金额}{同期就诊用药总金额} \times 100\%$$

（4）基本药物平均品种单价（元/种）

$$基本药物平均品种单价 = \frac{就诊用基本药物金额}{就诊用基本药物品种数}$$

（5）基本药物未优先选用处方百分率（％）

$$基本药物未优先选用处方百分率 = \frac{无正当理由未首选基本药物的处方数}{总抽样处方数} \times 100\%$$

（二）基本药物处方中用药合理状况点评（即基本药物"使用合理性"评价）

1. 点评目的　通过分析具体基本药物使用合理情况，以了解基本药物的临床应用状况。

2. 点评的要点

（1）点评基本药物处方的规范性和适宜性：可与常规处方点评工作同步进行，点评参考标准同常规处方点评。

（2）评价疾病治疗方案与《国家基本药物临床应用指南》的一致性：可通过比较《国家基本药物临床应用指南》对于治疗某类疾病的用药方案与实际处方的用药方法是否一致来评价。

二、血液制品处方点评

血液制品是指从人类血液提取的任何治疗物质，包括全血、血液成分和血浆源医药产品。2015 年版《中华人民共和国药典》规定：由健康人血浆或经特异免疫的人血浆，经分离、提纯或由重组 DNA 技术制备的血浆蛋白组分，以及血液细胞有形成分的统称为血液制品。近年来由于生产的严格管理、血浆来源的短缺、临床用量的增加，血液制品已出现了供不应求的状况。为规范血液制品的临床使用，改善血液制品短缺现状，促进血液制品的合理使用，开展血液制品相关处方点评工作具有重要意义。

（一）点评目的

规范血液制品的临床使用，改善血液制品短缺现状，促进血液制品的合理使用。

（二）点评要点

1. 点评为适应证不适宜的要点　"诊断"栏未注有药品说明书所对应的适应证。

2. 点评为遴选的药品不适宜的要点　临床诊断与药品说明书适应证相符，但应用于需要禁止使用的特殊人群。

3. 点评为药品剂型或给药途径不适宜的要点　血液制品通常以注射剂或冻干粉针形

式应用于临床，给药途径常为静脉注射、静脉滴注、肌内注射。当出现以下情况时，可点评为给药途径不适宜：

（1）能肌内注射给药的，选用静脉注射或静脉滴注给药。

（2）只可肌内注射的，开成静脉注射。

（3）只可静脉注射的，开成肌内注射。

（4）只可缓慢滴注的，开成快速推注。

4. 点评为用法、用量不适宜的要点　　当出现以下情况时，可点评为用法、用量不适宜：

（1）选用溶媒：溶媒与药物存在配伍禁忌，可降低药物稳定性。

（2）输注浓度：溶媒量过多或不足，导致输注浓度过低或过高。

（3）单次剂量：单次用量过大或不足，超出允许范围。

（4）给药频次：频次过多或过少，超出允许范围或导致单日用量超出允许范围；

（5）输注速率：速度过快。

（6）特殊人群：需调整用法用量的未调整。

5. 点评为联合用药不适宜的要点　　当出现以下情况时，可点评为联合用药不适宜：

（1）不需或可避免联合用药时，采用联合用药。

（2）联合使用功效相似的药物。

（3）未调整剂量联合使用可影响药物体内动力学过程的药物。

6. 点评重复给药的要点　　当出现以下情况时，可点评为重复给药：

（1）两种药品的成分相同或为同一类物质：包括两种药品成分相同但剂型或商品名不同，或两种药品成分相似，为同一类物质。例如：人血白蛋白注射液与冻干人血白蛋白。

（2）两种药品含有的成分相同或为同一类物质：即复方制剂中含有的成分，与另一制剂的成分或主要成分相同，或为同一类物质。

7. 点评为有配伍禁忌或者不良相互作用的要点　　血液制品宜单独使用，避免与其他药物同时使用。当出现以下情况时，可点评为有配伍禁忌或者不良相互作用：

（1）两种药物配伍使用时，可出现浑浊、沉淀、产生气体、变色等现象。

（2）两种药物联用后副作用或毒性增强，引起严重不良反应。

（3）药品联用后治疗作用过度增强，超出了机体所能承受的能力，引起不良反应。

（4）药品联用后可产生拮抗作用，药效降低。

8. 点评为其他用药不适宜情况的要点　　上述点评要点以外的其他不适宜用药情况。

三、静脉输液处方点评

静脉输液是将一定量的无菌溶液或药液在大气压和液体静压原理的作用下由静脉输入体内的方法。目的是为纠正水、电解质和酸碱平衡失调；补充营养，供给能量；输入药物，治疗疾病；增加循环血量，维持血压。常用输液包括晶体溶液、胶体溶液和静脉高营养液。近年来药物不良反应的发生率随着静脉输液的大量使用，以及联合用药的种类及数量的增加而增高，因此，开展静脉输液处方点评意义很大。

（一）点评目的

提高治疗效果，减少不良反应，使患者得到更安全、有效的治疗。

（二）点评要点

1. 点评为适应证不适宜的要点　处方药品的适应证与临床诊断不符。

2. 点评为遴选药品不适宜的要点　当出现以下情况时，可点评为遴选药品不适宜：

（1）药品适应证适宜，但特殊人群禁用的，例如：孕妇或哺乳期妇女禁用；儿童或婴幼儿禁用；老年患者禁用；肝肾功能异常者禁用；有此类药物过敏史者禁用。

（2）患者有药物禁忌的疾病史。

（3）处方药品与患者疾病轻重程度不符。

（4）已做药敏试验的未根据药敏结果选药。

3. 点评为药品给药途径不适宜的要点　未严格遵守说明书注明给药途径的。例如：未按照说明书要求选择静脉推注、静脉滴注等方法的；或者禁止注射的。

4. 点评为用法用量不适宜的要点　当出现以下情况时，可点评为用法用量不适宜：

（1）疗程过长或过短。

（2）给药频次不合理。

（3）用药剂量过大或不足。

（4）不同适应证用法用量不适宜。

（5）特殊原因需要调整用量而未调整的。

5. 点评为注射剂溶媒不适宜的要点　当出现以下情况时，可点评为注射剂溶媒不适宜：

（1）溶媒浓度不适宜。

（2）溶媒选择不适宜，造成药物变性、不稳定等理化反应的。例如：可引起药物 pH 的变化；增溶剂浓度变化影响药物溶解度；可引起盐析现象；对渗透压的影响。

（3）注射剂溶媒用量不适宜。溶媒用量过大或过少，导致药物输注浓度不合理。

6. 点评为液体或电解质输入量不适宜的要点　主要体现液体的总摄取量和总排泄量不平衡。

7. 点评为联合用药不适宜的要点　当出现以下情况时，可点评为联合用药不适宜：

（1）产生拮抗作用的药物联合输注。

（2）同类药物联用输注后加重药物不良反应的。如：头孢唑啉钠与阿米卡星联用增加对肾功能的损害。

（3）同类药物联用输注后减弱药物治疗作用的。

（4）不需联合用药而采用联合输注的情况。

8. 点评为重复给药的要点　当出现以下情况时，可点评为重复给药：

（1）同时开具不同商品名的同一药品或成分类似药品。

（2）相同药品不同剂型或复方制剂含相同药物成分。

（3）同一类药物，药理作用相同的药物重复使用。

9. 点评为有配伍禁忌或者不良相互作用的要点　当出现以下情况时，可点评为有配伍禁忌或者不良相互作用：

（1）两种药物同时输注时，可出现浑浊、沉淀、产生气体、变色等现象。

（2）功能不同的两种药物联合输注后副作用或毒性增强，引起严重不良反应。

（3）功能不同的两种药物联合输注后治疗作用过度增强，超出机体承受能力，引起不良反应。

（4）联合输注可产生拮抗作用的药物，或联用后药效或浓度降低。

10. 点评为静脉用药缺乏必要性的要点　当出现以下情况时，可点评为静脉用药缺乏必要性：

（1）能口服治疗的采用输液治疗。

（2）能肌注治疗的采用输液治疗。

（3）无适应证输液。

11. 点评为静脉用药的给药顺序不适宜的要点　当出现以下情况时，可点评为静脉用药的给药顺序不适宜：

（1）有些药物影响肝药酶活性，不宜放在其他药物前面应用。

（2）对组织刺激性较强的药物未先用。

12. 点评为多组用药未应用间隔液的要点　当出现以下情况时，可点评为多组用药未应用间隔液：

（1）有配伍禁忌或不良相互作用的输液之间未应用空载输液冲管。

（2）中、西注射液连续输注，中间未应用空载输液冲管。

13. 点评为其他用药不适宜情况的要点　上述点评要点以外的其他不适宜用药情况。

四、抗菌药物围术期使用病历点评

围术期是围绕手术的一个全过程，从患者决定接受手术治疗开始，到手术治疗直至基本康复，包含手术前、手术中及手术后的一段时间，具体是指从确定手术治疗时起，直到与这次手术有关的治疗基本结束为止，时间在术前5～7天至术后7～12天。随着外科学的不断发展，手术已成为疾病治疗的主要策略之一，对于部分手术，未预防性使用或未正确预防性使用抗菌药物可引起术后感染，而过度使用抗菌药物则可造成医疗资源的浪费，促进细菌耐药性的产生。因此，开展围术期抗菌药物使用的病历点评，对正确、合理地预防性应用抗菌药物，减少手术部位感染，具有重要作用。

（一）点评目的

促进围术期正确、合理地预防性应用抗菌药物，减少手术部位感染，减少医疗资源的浪费，减少细菌耐药性的产生。

（二）点评要点

1. 点评为医师越权使用抗菌药物的要点　当出现以下情况时，可点评为医师越权使用抗菌药物：

（1）非特殊情况下，医师开具的药物超出授予的处方权范围。

（2）特殊情况下，医师越级使用抗菌药物，未记录用药指征或补办相关手续。

注：因抢救生命垂危的患者等紧急情况，医师可以越级使用抗菌药物。越级使用抗菌药物应当详细记录用药指征，并应当于24小时内补办越级使用抗菌药物的必要手续；紧急情况下，医师越级使用高于权限的抗菌药物，仅限于1天用量。

2. 点评为药品名称、单位、剂量、规格、数量等书写不规范或不清楚的要点　参考本章第二节相关要点。

3. 点评为用法、用量使用"遵医嘱""自用"等含糊不清字句的要点 参考本章第二节相关要点。

4. 点评为未在病程记录中对抗菌药物变更原因进行说明的要点 疾病治疗过程中，抗菌药物变更应有据可循，病程记录中应注明变更原因；未注明原因可点评为未在病程记录中对抗菌药物变更原因进行说明。

5. 点评为适应证不适宜的要点 点评为适应证不适宜实为无指征预防使用抗菌药物，即违反《抗菌药物临床应用指导原则》之抗菌药物预防性应用的基本原则。

6. 点评为遴选的药品不适宜的要点 当出现以下情况时，可点评为遴选的药品不适宜：

（1）未按照"围术期抗菌药物预防性应用"管理要求选择抗菌药物的。包括未按照《卫生部办公厅关于抗菌药物临床应用管理有关问题的通知》（卫办医政发〔2009〕38 号）中"常见手术预防用抗菌药物表"选择药物；或者选择的抗菌药物未能覆盖最易引起手术部位感染的病原菌，而可能导致预防感染效果减低或无效。

（2）选用药品与手术类型相符，但应用于需要禁止使用的特殊人群。包括选用妊娠期妇女、哺乳期妇女、儿童或婴幼儿禁用，以及老年患者、肾功能异常者应尽量避免使用抗菌药物（确须使用应适当调整给药方案）。

7. 点评为药品剂型或给药途径不适宜的要点 当出现以下情况时，可点评为遴选的药品剂型或给药途径不适宜：

（1）药品剂型或给药途径与预防用药目的不符：一般除消化道手术术前需再口服抗菌药物外，预防性使用抗菌药物不宜选择口服途径给药，为促进手术切口暴露时局部组织中药物浓度快速达到足以杀灭手术过程中入侵切口细菌的浓度，预防性使用抗菌药物的剂型与给药途径宜为静脉给药。

（2）药品给药途径超出说明书规定范围。

8. 点评为无正当理由未首选国家基本药物的要点 参考本章第二节相关要点。

9. 点评为用法、用量不适宜的要点 当出现以下情况时，可点评为用法、用量不适宜：

（1）选用溶媒不适宜：包括溶媒与药物存在配伍禁忌及选择的溶媒量不适宜等。

（2）给药时机不适宜：围术期预防性应用抗菌药物，应在术前 0.5～1 小时内给药，或麻醉开始时给药，使手术切口暴露时局部组织中已达到足以杀灭手术过程中入侵切口细菌的药物浓度。

（3）给药剂量不适宜：例如单次给药剂量过大或不足，超出说明书允许范围。

（4）给药频次不适宜：围术期使用抗菌药物，应确保血清和组织内抗菌药物有效浓度能覆盖手术全过程。因此，选用血清半衰期为 1～2 小时的头孢菌素，如果手术时间超过 3 小时，或失血量大（>1500ml），可在手术中给予第 2 剂，必要时补充 2 次；而如果选用半衰期长达 7～8 小时的头孢曲松，则无须追加剂量。

（5）给药时间不适宜：Ⅰ类（清洁）切口手术：抗菌药的有效覆盖时间应包括整个手术过程和手术结束后 4 小时，总的预防用药时间不超过 24 小时，个别情况可延长至 48 小时，手术时间较短（<2 小时）的清洁手术，术前用药一剂即可；Ⅱ类（清洁—污染）

切口手术：手术预防用药时间为 24 小时，必要时延长至 48 小时；Ⅲ类（污染）切口手术：可依据患者情况酌量延长。

（6）输注速度不适宜：围术期使用抗菌药物，应静脉给药，于 30 分钟内滴完，不宜放于大量液体中缓慢滴入，否则不能达到有效浓度。

（7）特殊人群需调整剂量未调整剂量：对于儿童、老年患者、肝功能不全者、肾功能不全者等特殊人群，抗菌药物的使用剂量应酌情调整。

10. 点评为联合用药不适宜的要点 当出现以下情况时，可点评为联合用药不适宜：

（1）不需或可避免联合用药时，采用联合用药：Ⅰ类（清洁）切口手术一般预防用药使用单种抗菌药物，不主张联合用药。其他类型切口手术如考虑有厌氧菌污染的可能，可联合使用抗厌氧菌药物，如甲硝唑；对 β 内酰胺类抗菌药物过敏者，必要时可以克林霉素和氨曲南联合使用。

（2）联合使用抗菌谱相似的药物。

（3）两种药物联用后副作用或毒性增强，引起不良反应。

11. 点评为重复给药的要点 参考本章第二节相关要点。

12. 有配伍禁忌或者不良相互作用的要点 参考本章第二节相关要点。

13. 点评为其他用药不适宜情况的要点 上述点评要点以外的其他不适宜用药情况。

五、抗肿瘤药物处方点评

抗肿瘤药物是可抑制肿瘤细胞生长，对抗和治疗恶性肿瘤的药物。传统上，根据药物来源、化学结构与作用原理，将抗肿瘤药物分为六类，即烷化剂、抗代谢药、抗生素类药物、植物来源类药物、激素类药物和其他。鉴于部分抗肿瘤药物有明显毒副作用，可给人体造成伤害，对抗肿瘤药物的应用要谨慎合理，因而需进行抗肿瘤药处方点评，促进抗肿瘤药的合理使用。

（一）点评目的

正确合理地应用抗肿瘤药物可提高肿瘤患者生存率和生活质量，降低死亡率、复发率、毒副作用和药物不良反应发生率，减少对人体造成的伤害。

（二）点评要点

1. 点评为适应证不适宜的要点 处方药品适应证与临床诊断不符可点评为适应证不适宜。

2. 点评为遴选的药品不适宜的要点

（1）药品适应证适宜，但特殊人群禁用的：包括孕妇或哺乳期妇女、儿童或婴幼儿、老年患者、肝肾功能异常者、有此类药物过敏史者禁用或避免使用的情况。

（2）药品选择与患者性别、年龄不符。

（3）患者有药物禁忌的疾病史。

（4）处方药品与患者疾病轻重程度不符。

注：鉴于抗肿瘤药物的特殊性，有用药禁忌的患者如果必须用药且无更好的替代药品时，医师可权衡利弊，在与患者充分沟通、知情同意的情况下谨慎使用该药，力求使患者获得最大益处。

3. 点评为药品剂型或给药途径不适宜的要点 一般情况下，抗肿瘤药物必须按照说明书要求选择口服、静脉注射、静脉滴注、肌内注射、皮下注射等给药方法；全身化疗采用静脉、肌内或口服给药。但在某些情况下改变给药途径可以加大局部杀灭肿瘤的力度，减少对全身的不良反应。主要有：

（1）腔内注射：包括胸腔、心包腔和腹腔内化疗，常用药物有顺铂、卡铂、丝裂霉素、塞替派等。

（2）动脉插管化疗：对局限性的肿瘤为了提高局部的药物浓度，可采用动脉介入灌注药物治疗，例如肝癌的肝动脉介入，头颈部癌的颈外动脉插管等，可选择的药物有氟尿嘧啶、多柔比星、顺铂、丝裂霉素等。

（3）鞘内注射：常用于治疗脑膜白血病或淋巴瘤，或其他实体瘤中枢神经系统内的转移，也可将抗肿瘤药直接注入脑脊液。

（4）局部注射：将抗肿瘤药直接注射到肿瘤内，常用于浅表肿瘤的局部治疗和肝癌、肺癌等的姑息治疗。

4. 点评为用法、用量不适宜的要点

（1）疗程过长或过短。

（2）给药频次或用药间隔时间不合理。

（3）用药剂量过大或不足。

（4）不同适应证用法用量不适宜。

（5）特殊原因需要调整用量而未调整用量的。

注：抗肿瘤药物临床上常根据体表面积来计算化疗药物的标准剂量，根据药物特性和肿瘤类型设计联合化疗方案，单用或联合用药剂量会有所不同，治疗方案也有多种，如大剂量间歇给药、短期连续给药、序贯给药等。

5. 点评为溶媒不适宜的要点

（1）溶媒选择不适宜。

（2）溶媒容量不适宜。

6. 点评为联合用药不适宜的要点

（1）产生拮抗作用的药物联合使用。

（2）联用后加重药物不良反应的。

（3）联用后减弱药物治疗作用的。

（4）不需联合用药而采用联合用药的情况：往往抗肿瘤药联用时，药理作用叠加，毒副作用亦叠加，具有相同毒性作用的药物不宜配伍使用，避免毒性叠加对机体造成更加严重的损害。

注：抗肿瘤药物的联合应用原则。

联合化疗是目前肿瘤化疗广泛应用的方法，在临床上单一应用某种化疗药物治疗肿瘤的方法已极少见。联合用药方案时应考虑以下几个方面的问题：

1）从细胞增殖动力学考虑：①增殖缓慢、生长比率较低的实体瘤，G_0期（静止期）细胞较多，可先用周期非特异性药物，杀灭增殖期和部分 G_0 期细胞，使肿瘤变小，驱使 G_0 期细胞进入增殖期，继而使用周期特异性药物杀灭之。②对生长快、生长比率较高的肿瘤，处于增殖期的细胞较多，应先使用周期特异性药物，使大量处于增殖周期的瘤细胞被杀灭，以后再用周期非特异性药物杀伤其他各期细胞。待 G_0 期细胞进入周期时，再重复上述疗法。③同步化疗：是一种特殊的序贯疗法。先使用对 S 期（DNA 合成期）细胞有作用的药物，使肿瘤细胞齐集于 G_1 期（DNA 合成前期），然后应用作用于 G_1 期的药物，可使疗效提高。

2）从药物作用原理考虑：联合应用作用于不同环节的抗肿瘤药物，可使疗效增加。如烷化剂加抗代谢药物等。

3）从药物毒性考虑：不同毒性的药物联合使用，有望降低毒性，避免不良反应的叠加，提高疗效。例如泼尼松、长春新碱的骨髓抑制作用较小，将它们与其他药物联合使用，可减少对骨髓的抑制作用。

4）从药物的抗瘤谱考虑：例如①胃肠道癌：5-FU，还可选用喜树碱、塞替派、环磷酰胺等。②鳞癌：宜用消瘤芥、甲氨蝶呤等。③肉瘤：宜用环磷酰胺、顺铂、多柔比星等。

7. 点评为用药顺序错误的要点 抗肿瘤药物未根据药物的药理药动学特点合理安排联用药物使用顺序，往往会导致药效降低或不良反应增加。例如食管癌患者，先用顺铂注射液静脉滴注，后用紫杉醇注射液静脉滴注联合化疗。因根据药物代谢动力学的相互作用，紫杉醇主要在肝脏代谢，若先用顺铂后再给紫杉醇，可使本药的消除率降低约1/3，产生更为严重的骨髓抑制。

8. 点评为有配伍禁忌或者不良相互作用的要点 参考本章第二节相关要点。

9. 点评为重复给药的要点

（1）同一药物成分但不同通用名的药物一起处方。

（2）含有相同主要成分的复方制剂联用。

（3）药理作用相同的药物重复使用。

10. 点评为化疗方案不合理的要点 未根据患者的机体状况，肿瘤的病理类型、侵犯范围（病期）和发生趋向制定化疗方案。

注：具体方案可参考各种常见抗肿瘤化疗指南推荐方案。

11. 点评为医师超权限使用抗肿瘤药的要点 应用抗肿瘤药物的临床医师须具有主治医师及以上专业技术职务任职资格和相应专业资质，并经过相应的专科培训且考核合格。

12. 其他用药不适宜情况的 上述点评要点以外的其他不适宜用药情况。

六、糖皮质激素类药物处方点评

糖皮质激素药物是由肾上腺皮质中束状带分泌的一类甾体激素或由化学方法人工合成，具有调节糖、脂肪和蛋白质的生物合成和代谢的作用，还具有抑制免疫应答、抗炎、抗毒、抗休克作用的药物。糖皮质激素药物临床广泛使用，涉及临床多个专科，其正确、合理应用主要取决于以下两方面：一是治疗适应证掌握是否准确；二是品种及给药方案选用是否正确、合理。故此，开展糖皮质激素类药物处方点评具有重要意义。

（一）点评目的

促进临床正确、合理应用糖皮质激素，以提高其疗效，减少不良反应。

（二）点评要点

1. 点评为适应证不适宜的要点

（1）处方药品与临床诊断不符：例如糖皮质激素有抑制自身免疫的药理作用，但并不适用于所有自身免疫性疾病的治疗，如慢性淋巴细胞浸润性甲状腺炎（桥本病）、1型糖尿病、寻常型银屑病等。

（2）属于滥用糖皮质激素的情况：例如①常规用作解热药以降低体温；②用于预防输液反应；③滥用于慢性疾病；④局部治疗滥用。

2. 点评为遴选药品不适宜的要点

（1）药品适应证适宜，但特殊人群禁用的：包括儿童、妊娠期妇女、哺乳期妇女禁用或避免使用情况。

（2）药品选择与患者性别、年龄不符。

（3）患者有药物禁忌的疾病史：例如对糖皮质激素类药物过敏；严重精神病史；癫痫；活动性消化性溃疡；新近胃肠吻合术后；骨折；创伤修复期；单纯疱疹性角、结膜炎及溃疡性角膜炎、角膜溃疡；严重高血压；严重糖尿病；未能控制的感染（如水痘、真菌感染）；活动性肺结核；较严重的骨质疏松；妊娠初期及产褥期；寻常型银屑病。

但是，若又必须用糖皮质激素类药物才能控制疾病，挽救患者生命时，如果合并上述情况，可在积极治疗原发疾病、严密监测上述病情变化的同时，慎重使用糖皮质激素类药物。

（4）需要慎重使用糖皮质激素的情况：例如急性心力衰竭或其他心脏病患者，糖尿病患者，憩室炎患者，情绪不稳定和有精神病倾向者，肝功能不全者，眼单纯疱疹患者，高脂蛋白血症患者，高血压患者，甲状腺功能减退患者，重症肌无力患者，骨质疏松患者，胃炎、食管炎、胃溃疡及溃疡性结肠炎患者，肾功能损害或结石患者，青光眼患者。

（5）未根据不同疾病和各种糖皮质激素的特点正确选用糖皮质激素品种：糖皮质激素按作用时间分类：可分为短效、中效与长效三类。短效药物如氢化可的松和可的松，作用时间多在8～12小时；中效药物如泼尼松、泼尼松龙、甲泼尼龙，作用时间多在12～36小时；长效药物如地塞米松、倍他米松，作用时间多在36～54小时。

3. 点评为药品剂型或给药途径不适宜的要点

（1）药品剂型不适宜。

（2）给药途径不适宜：例如未按照说明书用法给药的；应采用全身给药的给予局部给药。

4. 点评为用法、用量不适宜的要点

（1）疗程过长或过短：不同的疾病糖皮质激素疗程不同，一般可分为以下五种情况：①冲击治疗：疗程多小于5天。适用于危重症患者的抢救，如暴发型感染、过敏性休克、严重哮喘持续状态、过敏性喉头水肿、狼疮性脑病、重症大疱性皮肤病、重症药疹、急进性肾炎等。冲击治疗须配合其他有效治疗措施，可迅速停药，若无效，大部分情况下不可在短时间内重复冲击治疗。②短程治疗：疗程小于1个月，包括应激性治疗。适用于感染或变态反应类疾病，如结核性脑膜炎及胸膜炎、剥脱性皮炎或器官移植急性排斥反应等。短程治疗须配合其他有效治疗措施，停药时需逐渐减量至停药。③中程治疗：疗程3个月以内。适用于病程较长且多器官受累性疾病，如风湿热等。生效后减至维持剂量，停药时需要逐渐递减。④长程治疗：疗程大于3个月。适用于器官移植后排斥反应的预防和治疗及反复发作、多器官受累的慢性自身免疫病，如系统性红斑狼疮、溶血性贫血、系统性血管炎、结节病、大疱性皮肤病等。维持治疗可采用每日或隔日给药，停药前亦应逐步过渡到隔日疗法后逐渐停药。⑤终身替代治疗：适用于原发性或继发性慢性肾上腺皮质功能减退症，并于各种应激情况下适当增加剂量。

（2）给药频次不合理。

（3）给药时间不适宜：特别是时辰用药，如皮质激素宜采用早晨1次给药或隔日早晨1次给药，疗效较好。

（4）用药剂量过大或不足：生理剂量和药理剂量的糖皮质激素具有不同的作用，应按不同治疗目的选择剂量。一般认为给药剂量（以泼尼松为例）可分为以下五种情况：①长期服用维持剂量：2.5～15.0mg/d；②小剂量：<0.5mg/(kg·d)；③中等剂量：0.5～1.0mg/(kg·d)；④大剂量：大于1.0mg/(kg·d)；⑤冲击剂量：（以甲泼尼龙为例）7.5～30.0mg/(kg·d)。

（5）溶媒选择不适宜。

（6）溶媒容量不适宜。

（7）不同适应证用法用量不适宜。

（8）药品停药方法不适宜：如糖皮质激素减量应在严密观察病情与糖皮质激素反应的前提下个体化处理，要注意可能出现的停药反应和反跳现象。

（9）特殊原因需要调整用量而未调整用量的：如无指征地使用超大剂量糖皮质激素和"冲击疗法"。

5. 点评为联合用药不适宜或有配伍禁忌的要点　参考本章第二节相关要点。

但需要着重注意的是以下不可与糖皮质激素类药物联用的药物：

（1）排钾利尿药：这类药物主要有呋塞米、布美他尼、托拉塞米、氯噻酮、吲达帕胺、氢氯噻嗪、碳酸酐酶抑制剂等。糖皮质激素与这些排钾利尿药联用，可导致严重的低血钾，并且糖皮质激素的水钠潴留作用会减弱利尿药物的利尿效应。

（2）抗真菌药：两性霉素B为抗人体深部组织真菌感染的药物，与糖皮质激素类药物合用，会导致或加重低血钾，使真菌病灶扩散，还会造成肝损害等。酮康唑、伊曲康唑可抑制糖皮质激素在体内的消除，抗真菌药物会抑制肝药酶对糖皮质激素在肝脏中的代谢，还有可能使内源性肾上腺皮质功能受到抑制，出现不良反应。

（3）抗癫痫药：如苯妥英钠、巴比妥等。这类药物为肝药酶诱导剂，可促使糖皮质激素类药物在肝脏中的排泄，使糖皮质激素类药物药效降低。

（4）抗菌药：氨基糖苷类药物如与糖皮质激素合用，同样会导致糖皮质激素的作用降低，因氨基糖苷类等也为肝药酶诱导剂，也可使糖皮质激素类药物在肝脏中的代谢加快。氯霉素可使糖皮质激素效力增强，氯霉素为肝药酶抑制药，抑制糖皮质激素在肝脏中的代谢。此外，糖皮质激素可使甲硝唑从体内排泄加快，与肝药酶有关。

（5）解热镇痛抗炎药：阿司匹林、吲哚美辛、双氯芬酸、布洛芬、酮洛芬、萘普生等解热镇痛抗炎药与糖皮质激素联用，易导致消化性溃疡等并发症。糖皮质激素可使水杨酸盐的消除加快，疗效也降低，与对乙酰氨基酚合用，可增加对肝脏的毒性。

（6）降糖药：糖皮质激素可促进糖异生，减少外周组织对葡萄糖的摄取与利用，从而使血糖升高，减弱口服降血糖药物或胰岛素的作用。

（7）强心苷：糖皮质激素与强心苷联用，能增加洋地黄毒性及心律失常的发生，其原因是糖皮质激素的水钠潴留和排钾作用而致。

（8）蛋白质同化激素：如甲睾酮、吡唑甲氢龙、达那唑、丙酸睾酮等蛋白质同化激素与糖皮质激素合用，可增加水肿的发生率，诱发或加重痤疮。

6. 点评为重复给药的要点　参考本章第二节相关要点。

7. 点评为医师超权限使用糖皮质激素的要点

（1）冲击疗法须具有主治医师以上专业技术职务任职资格的医师决定。

（2）长程糖皮质激素治疗方案，须由相应学科主治医师以上专业技术职务任职资格的医师制定。先天性肾上腺皮质增生症的长程治疗方案制订须由三级医院内分泌专业主治医师以上专业技术职务任职资格的医师决定。随访和剂量调整可由内分泌专业主治医师以上专业技术职务任职资格的医师决定。

（3）紧急情况下临床医师可以高于上条所列权限使用糖皮质激素，但仅限于3天内用量，并严格记录救治过程。

8. 点评为其他用药不适宜情况　上述点评要点以外的其他不适宜用药情况。

第四节　处方点评的指标设计与样本量设定

一、处方点评的指标设计

处方点评是规范医疗机构药事管理的重要方法之一。其中，处方点评的指标是评价医师和医疗机构处方行为合理与否的具体标准，其科学性和合理性可有效反映医疗机构药品管理的整体情况。

处方点评的指标由来已久，其起源可追溯到1993年。当时，由世界卫生组织/基本药物行动计划/合理用药国际网络（WHO/DAP/NRUD）联合制定的 *How to Investigate Drug Use in Health Facilities*（医疗机构如何进行用药调查）共提出了19项指标，其中就包括了处方指标。其内容主要有患者年龄、处方总数、处方用药总金额、处方用药品种数、平均每张处方用药品种数、抗菌药物使用处方数、抗菌药物用药总金额、抗菌药物平均使用百分比、抗菌药物用药金额占比、注射剂使用处方数、注射剂用药总金额、注射剂平均使用百分比、注射剂用药金额占比、通用药名所占处方用药的比例等。

2010年原卫生部印发了《医院处方点评管理规范（试行）》，其附表《处方点评工作表》（见表3-1）明确列出了用药品种总数、平均每张处方用药品种数、使用抗菌药的处方数、抗菌药使用百分率、使用注射剂的处方数、注射剂使用百分率、处方中基本药物品种总数、国家基本药物占处方用药的百分率、处方中使用药品通用名总数、药品通用名占处方用药的百分率、处方总金额、平均每张处方金额、合理处方总数、合理处方百分率等处方点评的指标。可见，《处方点评工作表》体现了医疗机构合理用药、处方管理、费用控制等情况实施的综合评价，较大地促进了处方点评工作的发展。

然而，随着国家对医疗机构药事管理要求的不断提高，《处方点评工作表》乃至《医院处方点评管理规范（试行）》的局限性越发显著，特别在于其缺乏处方专项点评的内容。鉴于此，为进一步加强对医疗机构的药事管理，原北京市卫生局于2010年制定了《北京市医疗机构处方专项点评指南（试行）》（后文简称《处方专项点评指南》），首次明确了处方专项点评的具体内容及相关指标。

按照《处方专项点评指南》的划分，其专项点评的范围共涵盖了十二类药物处方或病历医嘱，包括万古霉素、去甲万古霉素病历；血液制品处方；国家基本药物处方；静脉输液处方；静脉用药集中调配医嘱；抗菌药物围术期使用病历；抗肿瘤药物处方；妊娠患者处方；糖皮质激素类药物处方；中药注射剂处方；超说明书用药处方；抗感冒药处方等。上述每类药物的专项点评各有各的点评表格和指标，可充分满足专项点评的个体化要求。

例如，《处方专项点评指南》中关于基本药物处方点评就列出了三个点评表格（见表3-2、表3-3、表3-4）。除了表格中的基本项目外，本指南还设计了基本药物处方百分率、基本药物占处方用药品种百分率、基本药物占处方用药金额百分率、基本药物平均品种单价（元/种）、基本药物未优先选用处方百分率、基本药物不规范处方百分率、基本药物不适宜处方百分率、用药方案与《国家基本药物临床应用指南》一致的处方百分率等八个考察指标。药学人员可通过表格中记录的数据，根据公式计算出有关数值，从而按照最终结果客观地评价和分析本院基本药物处方用药情况。又如对于万古霉素/去甲万古霉素等特殊级别的抗菌药品，增添了感染指标（如体温、白细胞、中性粒细胞百分率、血沉、C反应蛋白、降钙素原等）和不良反应指标（如肌酐、谷丙转氨酶、谷草转氨酶等）。

目前，国内大多数的医疗机构主要按照《医院处方点评管理规范（试行）》及《北京市医疗机构处方专项点评指南（试行）》进行处方点评工作。然而，对于不同级别、不同专科的医院，其评价指标和关注点应该是不完全相同的。因此，在《医院处方点评管理规范（试行）》和《北京市医疗机构处方专项点评指南（试行）》要求的点评指标基础上，药学人员可根据医疗机构自身情况或点评药品的种类，增设一些指标以便更准确地反映医疗机构的实际用药情况。

二、处方点评样本量的设定

根据《医院处方点评管理规范（试行）》第三章第九条规定：医院药学部门应当会同医疗管理部门，根据医院诊疗科目、科室设置、技术水平、诊疗量等实际情况，确定具体抽样方法和抽样率，其中门（急）诊处方的抽样率不应少于总处方量的1‰，且每月点评处方绝对数不应少于100张；病房（区）医嘱单的抽样率（按出院病历数计）不应少于1%，且每月点评出院病历绝对数不应少于30份。

根据国家中医药管理局《关于进一步加强中药饮片处方质量管理强化合理使用的通知》要求，门（急）诊中药饮片处方的抽查率应不少于中药饮片总处方量的0.5%，每月点评处方绝对数不少于100张，不足100张的全部点评；病房（区）中药饮片处方抽查率（按出院病历数计）不少于5%，且每月点评出院病历绝对数应不少于30份，不足30份的全部点评。

如何从上万张的处方中抽样，使其具有科学性和代表性，是医院实施处方点评工作中迫切需要解决的问题。制定合理的抽样方法和样本量的大小直接关系到处方点评结论的可信度。样本量越大越接近总体水平，但处方抽样量过大，则耗费的人力和时间过多，在实际工作中难以实行。

目前，一般用于处方随机抽样的方法可以分为等距抽样（即系统抽样）和分层抽样两种。

1. 等距抽样（即系统抽样）　先将抽样总体各单位按一定顺序排列，根据样本容量选定抽取间隔，然后随机确定起点，每隔一间隔抽取样本。如随机抽取每月 16 号门诊处方 500 张，统计当天处方总数为 m，$(m/500)=n$，$n-1$ 为抽样间隔，分别用数字 1，2，3，4，…，$n-1$ 为签，任抽一签，签上的数字即为开始抽的张数，如抽到的签为"9"，即从第 9 张按间隔抽取 500 张，同样的方法抽取急诊处方和病房（区）医嘱单。

2. 分层抽样　先将总体按某种特征分为若干层（即子总体），然后按规定的比例从每一层抽取一定数量的个体组成样本的方法，比如先把处方分为医保，自费，公费；抗菌药专项点评时分为手术患者和非手术患者，再进行抽样。

目前国内大部分医院采用上文所述的方法抽查大量样本来做点评工作，其具有更广泛的代表性，但是也存在涉及面太广，工作量大，针对性不强，对于进一步干预处方用药带来一定的困难。各医院也可以根据自身情况选择临床科室、特定医师、特定药物作为处方点评对象进行专项点评，通过以点带面的方式提高医院的药事管理水平。

表 3-1　处方点评工作表

医疗机构名称：

点评人：　　　　　　　　　　　　　　　　　　　　　　　　　　　填表日期：

序号	处方日期（年月日）	年龄（岁）	诊断	药品品种	抗菌药（0/1）	注射剂（0/1）	国家基本药物品种数	药品通用名数	处方金额	处方医师	审核、调配药师	核对、发药药师	是否合理（0/1）	存在问题（代码）
1														
2														
3														
4														
5														
						……								
总计				A=	C=	E=	G=	I=	K=				O=	
平均				B=					L=				P=	
%					D=	F=	H=	J=						

注：有=1，无=0；结果保留小数点后一位。

A：用药品种总数；　　　　　　　　　　B：平均每张处方用药品种数=A/处方总数；

C：使用抗菌药的处方数；　　　　　　　D：抗菌药使用百分率=C/处方总数×100；

E：使用注射剂的处方数；　　　　　　　F：注射剂使用百分率=E/处方总数×100；

G：处方中基本药物品种总数；　　　　　H：国家基本药物占处方用药的百分率=G/A×100；

I：处方中使用药品通用名总数；　　　　J：药品通用名占处方用药的百分率=I/A×100；

K：处方总金额；　　　　　　　　　　　L：平均每张处方金额=K/处方总数；

O：合理处方总数；　　　　　　　　　　P：合理处方百分率=O/处方总数×100

表 3-2 基本药物处方用药状况点评工作表

医疗机构名称： 统计人： 统计日期： 处方总数： 张

序号	处方号	处方日期 (年月日)	年龄 (岁)	诊断	基本 药物 处方 (0/1)	药品品种 (种)		处方金额 (元)		是否无正 当理由 未首选 基本药 物 (0/1)
						所有 药品	基本 药物	所有 药品	基本 药物	
1										
2										
3										
4										
5										
				......						
总计					A=	B=	C=	D=	E=	F=
单张处方情况						G=	H=	I=	J=	
百分率（%）					K=		L=		M=	N=
基本药物平均品种单价（元/种）					O=					

注：有（或是）=1，无（或否）=0；结果保留小数点后一位。

A：使用基本药物的处方数；   B：用药品种总数；

C：处方中基本药物总品种数；   D：处方总金额；

E：处方中基本药物金额；   F：无正当理由未首选基本药物处方数；

G：单张处方用药品种数；   H：单张处方使用基本药物品种数；

I：单张处方用药金额；   J：单张处方使用基本药物金额；

K：基本药物处方百分率=A/处方总数×100；   L：基本药物占处方用药品种百分率=C/B×100；

M：基本药物占处方用药金额百分率=E/D×100；   N：基本药物未优先选用处方百分率=F/处方总数×100；

O：基本药物平均品种单价=E/C

表 3-3 基本药物处方专项点评工作表

医疗机构名称： 统计人： 统计日期： 基本药物处方总数： 张

序号	处方号	处方日期 (年月日)	年龄 (岁)	疾病种类	基本药 物名称	是否合理 (0/1)	不合理问 题代码	用药方案是否与 《国家基本药物 临床应用指 南》一致 (0/1)
1								
2								
3								
4								
5								
				......				

续表

序号	处方号	处方日期 （年月日）	年龄 （岁）	疾病种类	基本药 物名称	是否合理 （0/1）	不合理问 题代码	用药方案是否与 《国家基本药物 临床应用指 南》一致 （0/1）
总计						A=		B=
百分率（%）						C=		D=

注：是＝1，否＝0；结果保留小数点后一位。
A：合理基本药物处方数；
B：基本药物用药方案与《国家基本药物临床应用指南》一致的处方数；
C：合理基本药物处方百分率＝A/基本药物处方总数×100；
D：基本药物用药方案与《国家基本药物临床应用指南》一致的处方百分率＝B/基本药物处方总数×100

表 3-4 不合理基本药物处方统计表

医疗机构名称：　　　　　　　处方日期：　　　　　　　统计人：

问题代码	存 在 问 题	处方数		医嘱单数
		门诊	急诊	
1-1	处方的前记、正文、后记内容缺项，书写不规范或者字迹难以辨认的			
1-2	医师签名、签章不规范或者与签名、签章的留样不一致的			
1-3	药师未对处方进行适宜性审核的（处方后记的审核、调配、核对、发药栏目无审核调配药师及核对发药药师签名，或者单人值班调剂未执行双签名规定）			
1-4	新生儿、婴幼儿处方未写明日、月龄的			
1-5	未使用药品规范名称开具处方的			
1-6	药品的剂量、规格、数量、单位等书写不规范或不清楚的			
1-7	用法、用量使用"遵医嘱""自用"等含糊不清字句的			
1-8	处方修改未签名并注明修改日期，或药品超剂量使用未注明原因和再次签名的			
1-9	开具处方未写临床诊断或临床诊断书写不全的			
1-10	单张门（急）诊处方超过五种药品的			
1-11	无特殊情况下，门诊处方超过 7 日用量，急诊处方超过 3 日用量，慢性病、老年病或特殊情况下需要适当延长处方用量未注明理由的			
1-12	开具麻醉药品、精神药品、医疗用毒性药品、放射性药品等特殊管理药品处方未执行国家有关规定的			
1-13	医师未按照抗菌药物临床应用管理规定开具抗菌药物处方的			
小计1		A=	B=	C=

（左侧纵向合并单元格：不规范处方）

41

续表

问题代码	存在问题	处方数		医嘱单数
		门诊	急诊	
用药不适宜处方 2-1	适应证不适宜的			
2-2	遴选的药品不适宜的			
2-3	药品剂型或给药途径不适宜的			
2-4	用法、用量不适宜的			
2-5	联合用药不适宜的			
2-6	重复给药的			
2-7	有配伍禁忌或者不良相互作用的			
2-8	其他用药不适宜情况的			
小计 2		D=	E=	F=
基本药物处方点评总数		G=	H=	I=
基本药物不规范处方比例（%）		J=	K=	L=
基本药物使用不适宜处方比例（%）		M=	N=	O=

注：A：门诊不规范基本药物处方数；　　　　　　　B：急诊不规范基本药物处方数；
C：病区不规范基本药物医嘱数；　　　　　　　D：门诊不适宜基本药物处方数；
E：急诊不适宜基本药物处方数；　　　　　　　F：病区不适宜基本药物医嘱数；
G：门诊基本药物处方点评总数；　　　　　　　H：急诊基本药物处方点评总数；
I：病区基本药物医嘱点评总数；　　　　　　　J：门诊基本药物不规范处方百分率＝A/G×100；
K：急诊基本药物不规范处方百分率＝B/H×100；　L：病区基本药物不规范医嘱百分率＝C/I×100；
M：门诊基本药物不适宜处方百分率＝D/G×100；　N：急诊基本药物不适宜处方百分率＝E/H×100；
O：病区基本药物不适宜医嘱百分率＝F/I×100

第五节　处方点评的管理与实施

一、处方点评的组织管理

医院处方点评工作在医院药事管理与药物治疗学委员会（组）和医疗质量管理委员会领导下，由医院医疗管理部门和药学部门共同组织实施。

医院可根据本医院的性质、功能、任务、科室设置等情况，在药事管理与药物治疗学委员会（组）下建立由医院药学、临床医学、临床微生物学、医疗管理等多学科专家组成的处方点评专家组，为处方点评工作提供专业技术咨询。

医院药学部门成立处方点评工作小组，负责处方点评的具体工作。

处方点评工作小组成员应当具备以下条件：①有较丰富的临床用药经验和合理用药知识；②具备相应的专业技术任职资格：二级及以上医院处方点评工作小组成员应当具

有中级以上药学专业技术职务任职资格，其他医院处方点评工作小组成员应当具有药师以上药学专业技术职务任职资格。

处方点评小组的日常工作可由临床药学科（室）负责，并按相关的规章制度组织和实施相关点评工作。

二、处方点评的实施

1. 建立健全处方点评制度　处方点评工作的实施首先需要医院将处方点评、合理用药规范列入医院药事管理文件中，作为全院指导文件。同时建立各种用药管理制度，包括对临床科室合理用药考评制度、基本药物使用管理制度、处方管理实施细则、药物不良反应监测报告制度等。

医院应当逐步建立健全专项处方点评制度。专项处方点评是医院根据药事管理和药物临床应用管理的现状和存在的问题，确定点评的范围和内容，对特定的药物或特定疾病的药物（如国家基本药物、中药注射剂、抗菌药物、激素等临床使用及超说明书用药等）使用情况进行的处方点评。

2. 处方点评实施的标准和依据　处方点评的实施需要根据本章第一节的标准和依据进行。

3. 医院处方点评的处方抽样方法　医院处方点评小组可以按照本章第四节确定的指标设计与样本量设定，以及处方抽样方法随机抽取处方。

4. 处方点评的工作原则　处方点评工作应坚持科学、公正、务实的原则，有完整、准确的书面记录，并通报临床科室和当事人。

处方点评小组在处方点评工作过程中发现不合理处方，应当及时通知临床部门和药学部门。

有条件的医院应当利用信息技术建立处方点评系统，逐步实现与医院信息系统的联网与信息共享。

5. 建立处方点评工作的规范与流程　处方点评工作的实施还需要建立处方点评工作的规范与流程，包括各岗位职责、处方点评工作流程、处方点评实施规范、药物咨询规范、药师查房工作规范、药师会诊工作规范、药历管理规范、药物使用临床疗效评价规定等。各项制度和规范要与医护人员达成共识。

三级处方点评是目前较为合理的处方点评模式。①一级处方点评由药房药师完成。药房药师在审方的时候要求对处方的适宜性做出判断，对有明显的不适宜的处方，与医师、护士、患者进行沟通，如无合理解释拒绝调配药品，并做出登记。②二级处方点评由临床药师完成。临床药师负责所有处方以及医嘱单的点评具体工作，根据要求抽取门（急）诊处方以及住院医嘱单进行点评，还对药房药师评价的不合格处方进行再评价，防止误评，漏评，并将点评结果统计分析，上报医务部。③三级处方点评由处方点评专家组完成。主要对药房药师、临床药师点评的处方进行复查和再评价。专家组根据处方点评的结果，对药事管理、处方管理、临床用药管理方面存在的问题进行分析、评价，提出改进意见，在药事管理与药物治疗学委员会上报告，如图 3-1。

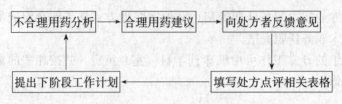

图 3-1　处方点评的工作流程图

三、处方点评结果的应用与持续改进

医院药学部门应当会同医疗管理部门对处方点评小组提交的点评结果进行审核，定期公布处方点评结果，通报不合理处方；不合理处方及点评结果要通知处方医师，处方医师可对点评结果进行申诉，申诉由处方点评专家组评议。

根据处方点评结果，对医院在药事管理、处方管理和临床用药方面存在的问题，进行汇总和综合分析评价，提出质量改进建议，并向医院药事管理与药物治疗学委员会（组）和医疗质量管理委员会报告；发现可能造成患者损害的，应当及时采取措施，防止损害发生。药学部门每季度将处方点评结果汇总，并将问题处方实例刊登于《医院药讯》。

医院药事管理与药物治疗学委员会（组）和医疗质量管理委员会应当根据药学部门会同医疗管理部门提交的质量改进建议，研究制定有针对性的临床用药质量管理和药事管理改进措施，并责成相关部门和科室落实质量改进措施，提高合理用药水平，保证患者用药安全。

各级卫生行政部门和医师定期考核机构，应当将处方点评结果作为重要指标纳入医院评审评价和医师定期考核指标体系。

医院应当将处方点评结果纳入相关科室及其工作人员绩效考核和年度考核指标，建立健全相关的奖惩制度。

四、处方点评的监督管理

各级卫生行政部门应当加强对辖区内医院处方点评工作的监督管理，对不按规定开展处方点评工作的医院应当责令改正。

卫生行政部门和医院应当对开具不合理处方的医师，采取教育培训、批评等措施；对于开具超常处方的医师按照《处方管理办法》的规定予以处理；一个考核周期内5次以上开具不合理处方的医师，应当认定为医师定期考核不合格，离岗参加培训；对患者造成严重损害的，卫生行政部门应当按照相关法律、法规、规章给予相应处罚。

药师未按规定审核处方、调剂药品、进行用药交待或未对不合理处方进行有效干预的，医院应当采取教育培训、批评等措施；对患者造成严重损害的，卫生行政部门应当依法给予相应处罚。

医院因不合理用药对患者造成损害的，按照相关法律、法规处理。

第六节　信息技术在处方点评中的应用

一、医院信息系统与电子处方系统

(一) 医院信息系统的产生和发展

医院信息系统（hospital information system，简称 HIS）是为医院及其所属各部门提供患者医疗信息以及药品、核算、财务、人事、行政管理和决策分析等方面统计信息的计算机应用软件系统，是现代化医院管理必不可少的基础设施和技术支持环境。

20 世纪 60 年代初，美国便开始了对医院信息系统的研究。著名的麻省总医院开发的 COSTAR 系统就是在那个时候出现，并且一直发展至今。随着计算机技术的发展，到了 20 世纪 70 年代，医院信息系统的发展进入了第一个高潮期，在美国、日本以及欧洲各国的医院，尤其是在一些大学的附属医院和医学中心，纷纷开始开发出属于自己的医院信息管理系统，到了 20 世纪七八十年代，美国的医院信息管理系统产业已经有了很大的发展。进入 1985 年，美国的一份全国调查数据显示，在拥有超过 100 张床位以上的美国医院之中，80％以上的财务管理是通过计算机进行的，70％的医院支持计算机挂号和行政事务管理，有 1/4 的医院已经具备了较为完整的医院信息管理系统。而在 1994 年，美国就推出了基于信息技术的多媒体电子病历记录系统 Viewscope，该系统是目前有资料可查的第一个较为完善的医院信息系统。该系统集成了对病历图像、视频、声频以及文本等多种媒体内容为一体的信息，能够实现从多种数据源之中存取信息，使得医务人员能够从医院任何一台联网的计算机中查询到任何一个在医院接受过治疗的患者的所有的病历记录。

有资料显示，我国的医院使用电脑是在 20 世纪 70 年代末期，当时的北京协和医院、北京肿瘤医院以及 301 医院等都已经拥有了小型电脑，但是当时并未用于医院的实际管理和经营，而是用于科研和教学。真正开始出现医院信息化管理是在 20 世纪 80 年代，一些医院开始建立起小型局域网，并且开发出了小型的网络管理系统，对医院进行住院管理和药房管理。

经过几十年的发展，医院信息系统也经历了三个阶段。第一个阶段是单功能管理时期，一般是通过开发单一的软件，对医院进行财务管理、住院管理或者药房管理等。第二个阶段是对医院进行综合管理的阶段，这个阶段医院将各个职能部门和科室通过一个软件系统联系在一起，对医院进行综合管理。第三个阶段，是基于互联网的智能管理阶段，也正是当前医院信息系统发展的阶段。我国的医院信息系统经过几十年的发展也取得了一定的成就，其功能从单一的患者费用信息管理转向以患者临床医疗信息管理为主，兼顾患者费用信息并最大限度地为临床医疗、教学和科研服务。

医院的现代化建设与医院的信息系统的发展是密不可分的。而医院中的信息化、智能化以及信息流的质量、速度、覆盖范围和运用效率都对医院信息系统的发展起着重要的作用。我国的 HIS 建设相对较慢，但是医院信息化建设是个循序渐进的过程，需要不断探索、不断创新来使我国的医院信息系统有更大的发展。

（二）医院信息系统的实质

医院信息系统是计算机技术和信息技术不断发展和普及的必然要求，也是社会经济不断发展的必然结果，简单地说，医院信息系统就是为了实现医院的电子化和信息化，具体包括内部核心医务电子化，医学领域的诊断治疗、护理、预防、教学科研及管理等医院工作的电子化，信息公布与发布电子化，信息传递与交换电子化及医院的大众服务电子化等。医院信息系统实质上就是医院应用现代信息和通信技术，将管理和服务通过网络技术进行集成，在网络上实现医院组织结构和工作流程的优化重组，打破传统医院的空间、时间及部门分隔的限制，全方位地向社会提供优质、规范、透明、符合国际水准的管理和服务。因此，我们可以将医院信息系统比喻为一台高效、有序运转的"信息处理器"，医院管理的过程便是收集、加工、处理信息的过程，信息经过处理转化成类别清晰、内容准确的数据，储存在"信息处理器"的智能化内存中，当医院履行职能时，相关的信息可准确上传、启用，使医务工作在科学判断、理性诊疗、有效管理、正确行动中为大众服务。

医院信息系统的内涵是运用信息及通信技术构建一个电子化的虚拟医院，使人们在非特定的时间及地点与医院沟通，从不同的渠道取用医院的信息及获得更快捷周到的服务。医院信息系统最大的特点是实现无纸质化管理，最大限度地提高工作效率，降低成本，完善管理。

通常情况下，医院信息系统由三部分组成，第一是临床信息系统（CIS），其主要是对与患者治疗相关的信息进行处理；第二是医院管理信息系统（MIS），其主要是对医院的日常管理信息进行分类统计和处理；第三是信息服务系统，其主要是对医院科研管理服务的信息系统。其中以医师工作站和护士工作站等为主的临床信息系统可以真正体现以患者为中心的服务功能，是医院信息系统今后发展的主要方向。

（三）电子处方系统

电子处方系统是医师工作站的子系统，它是以网络传输为技术平台，采用现代电子信息技术，将患者的相关信息以及医师为患者开具的处方及医嘱以电子信息的形式在门诊、药房以及医院各个医疗组织中传递和保存，以此为目的开发并运用的软件系统。医师在诊治过程中通过电子处方系统为患者开具的电子医嘱，则称为电子处方。

电子处方在门（急）诊的应用，不仅为医师和患者带来方便快捷和效率的提高，而且还能减少因难以辨认的笔迹和沟通等导致的医疗差错，规范处方管理，缓解患者排队压力，提高取药速率及工作质量；电子处方在住院部应用，可以实现住院用药医嘱的自动申请与药品发放信息的网络化管理。因此，电子处方系统的应用优势显而易见，不言而喻，在提高了门诊/住院药房的工作效率、保证了工作质量的同时，改变了药房传统的工作方式，使药师的工作转向以患者为中心的新型临床药学服务，为患者提供全程优质的服务。

1. 门诊电子处方系统的应用流程　门诊电子处方是一个多科室协同工作的系统，整个流程由挂号、就诊、收费、配发药四部分组成，即患者挂号后就可获得一张就诊号，凭此号就诊，由医师用计算机输入处方，程序自动划价，通过网络将处方传送至局域网的相关科室。

门诊电子处方系统在全国大多数医院运作的基本流程是：挂号（资料录入）→就诊

（医师录入电子处方）→收费（确认电子处方）→配药（打印电子处方、配药）→发药（核对电子处方和发药）。

（1）挂号：关键是填写患者完整的相关资料，包括患者的姓名、性别、年龄、联系电话、住址、费别等信息，建立患者的数据库，然后再根据患者就诊科室和医师，为患者分配当天门诊的流水号以及就诊科别、医师和序号等。患者如果再次就诊，可通过数据库很快搜索到患者的相关治疗情况以及病史。挂号后，患者到指定诊室进行就诊。

（2）就诊：患者凭就诊的挂号收据（或其他凭证）按指定诊室和顺序到医师诊室就诊。门诊医师结合患者数据库信息（包括过往就诊数据）和患者病情为患者开具处方，医师往往只需输入药品的每个字的首个拼音码后，电脑屏幕上将显示出该药品的商品名、通用名、规格、剂型、剂量、使用方法及库存等信息，药品输入结束并确认后，系统自动生成药物的费用，经核实后在打印的电子处方上签字，患者可以进入下一环节。

（3）收费：患者持有打印的纸质处方去收费处交费。收费处工作人员录入处方号，收费后确认，打印出缴费收据，收据左下角附有取药窗口号。

（4）配发药：收费一旦确认，电子处方内容即通过网络传送到门诊药房相应药师工作站。配方药师点击患者姓名后即可显示相应电子处方，药师进行审方调配药品，配好药后将药传递给发药窗口，并通过电脑将患者姓名传至发药窗口电脑及门诊药房外的LED电子显示屏上，发药窗口药师核对患者出具的缴费收据、处方以及电子处方系统中的药物处方，确认准确无误后将药品交付患者并交代服用方法、注意事项等事宜。确认发药完毕后，电脑屏幕及LED电子显示屏上该患者的信息即消除，该数据自动存入数据库以进行处方统计分析或查询。

电子处方在流程上确实比传统就诊流程来说，具有书写规范、操作简便、信息量大等等优点，但在运行过程也存在一个问题，即处方收费后才传至药师工作站，若药师在审方后发现处方存在问题，要求退回医师处修改处方时，将面临着烦琐的手续。患者须往返于诊室、收费处与药房之间，增加了患者的取药环节，也增加了患者的等候次数和时间，往往会因患者的不满而引起纠纷。为解决这个问题，国内不少医院开始在药房增设电子处方审核系统，即在医师处生成处方后，该处方将先自动传送到药房的电子处方审核系统上，该处方只有经过药师审核，认为初审合格后，才能在收费处顺利收费，否则将退回医师处修改。该法能有效地防止因处方收费后修改困难的情况，使患者少跑冤枉路，减少纠纷和事故，提高处方的质量。

2. 住院电子处方系统的应用流程 住院电子处方系统是承载医师在诊疗活动中为患者填写药物治疗信息，并作为发药凭证的医疗用药文书专用软件。住院部电子处方的流程相对门诊电子处方的流程要简单，具体如下：医师在住院医师工作站中选择患者，下达医嘱，经护士执行后，传至住院药房药师工作站。药房确认医嘱后，药品费用直接计入患者的住院费用，不用另外结算，患者不需要往返于药房和收费处之间。药房经汇总后打印药品调配单，药师根据调配单调配药品。药品调配完毕，经窗口药师核对无误后，付给取药护士。护士在调配单上签字确认取药。

总的来说，电子处方系统的应用，将处方通过网络系统快速传到药房，节约了大量的时间，使药师能有充裕的时间配备药品，提高了工作效率，减少了差错。处方审核时间的减少也使得药师有更多的时间，从事为患者提供用药咨询、指导合理用药等药学服务，从而提高患者的满意度和忠诚度。

二、处方审核技术支持系统

电子处方系统是医院信息系统的重要组成部分，对传统手写处方具有革命性的意义。然而，无论是手写处方还是电子处方，《处方管理办法》都要求严格实行审方制度。医师在工作站开出的电子处方最后必须通过药师审核无误并签字后患者方可取药。因此，审方是处方调剂的首要环节，也是调剂的核心内容。在调剂工作中，审方岗位通常由专业知识和工作经验丰富的药师担任，负责对处方规范性、合理性进行审查。审方内容包括：书写的规范与合理、临床诊断与用药是否相符、用法用量是否正确、是否有配伍禁忌、联合用药是否合理等。从防范风险的角度来说，对于医师和患者不可缺少。随着 HIS 在各医院的普及应用，许多针对临床合理用药的决策系统应运而生，其中处方审核技术支持系统可嵌入电子处方系统中，发挥实时审方功能，自动审核药物给药途径是否正确，对诊断与治疗不符、药物不合理联用和配伍禁忌等情况及时进行提示，利用弹出对话框等方法监督和帮助医师开具安全、合理的处方。

处方审核技术支持系统是临床用药决策支持系统的一种，属于智能分析类，该类产品主要是指处方审查系统，根据对于用药标准化信息、相互作用信息等的积累，以 IT 技术实现智能分析，给出处方是否存在问题以及可能的问题。

（一）处方审查系统的应用情况及政策支持

美国是从 20 世纪 70 年代开始应用处方审查系统，现在几乎所有医院 HIS 的电子处方系统和药店系统都安装有处方审查系统，但审查的项目有差别，很多仅作为药物相互作用、剂量、过敏和重复用药的审查。1990 年美国国会法案 OBRA 90（omnibus budget reconciliation act）规定，要求医师、药师对患者的处方执行审查。美国政府 AHRQ（the agency for healthcare research and quality）资助的研究结果表明，使用处方审查系统，可防止 28%～95% 的药物不良事件。主流的意见是支持处方审查系统的，但在实际使用过程中，也有少部分医师、药师认为实际的指导意义不大。

我国电子处方审查系统是从 20 世纪 90 年代开始应用，现在大约有超过 1200 家医院的医师工作站中安装了处方审查系统，审查的项目一般有十多项。2002 年原卫生部发布了《医院信息系统基本功能规范》，其中对 HIS 的处方审查功能做了详细的规定，2011 年发布的《三级综合医院评审标准实施细则（2011 年版）》和《电子病历系统功能应用水平分级评价方法及标准（试行）》也做了相应的要求。这些政策规定对推动处方审查系统的应用起到了很大的作用。

（二）处方审查系统技术商业模式

在美国，处方审查系统开发商将数据结构、完整的透明数据和算法提供给合作 HIS 开发商，主要由 HIS 开发商自己将其写入医师工作站的软件系统中，实现医师工作站的处方审查功能。处方审查系统开发商主要与 HIS 达成批量销售协议，按年向医院收取处方审查系统使用费，到期续费后方能继续使用。美国目前主要有三家公司专门从事处方审查系统的开发，此外有一些 HIS 开发商也在开发自己的处方审查系统，供自己的 HIS 使用，如美国最大的 HIS 商 Cerner。

在我国，处方审查系统被开发成一个独立运行，对数据库加了密的接口软件，以便从 HIS 中读取输入数据，运算后返回审查结果给 HIS，并显示给医师、药师。我国目前主要有"合理用药监测系统（PASS）""药物咨询及用药安全监测系统"和"临床安全合理用药决策支持系统（DRUGS）"。

1. 合理用药监测系统　合理用药监测系统（prescription automatic screening system, PASS）是国内医药公司根据临床合理用药专业工作的基本特点和要求，引进国外先进技术和基础数据源，结合国内医药信息数据资料，采用计算机数据库组织原理和技术开发的软件，可对科学、权威和更新的医学、药学及其相关学科知识进行信息标准化处理，实现医嘱审查和医药信息查询功能。

PASS 可作为医院信息系统的一个组成部分，嵌入 HIS 的医师工作站、护士工作站、临床药学工作站和静脉配置中心工作站等子系统中，使其具有医嘱审查和医药信息查询功能。其功能模块构架如图 3-2。

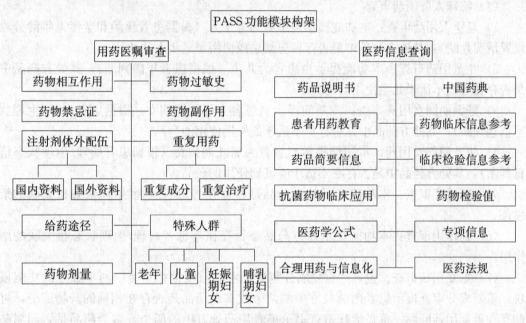

图 3-2　PASS 功能模块构架图

PASS 可以对药物医嘱中可能存在的药物-药物相互作用、注射剂体外配伍、重复用药、过敏药物、禁忌证、副作用、用法用量和特殊人群用药等潜在不合理用药问题进行及时性监测，并将监测信息提示给医师或药师，使其更好地考虑用药方案，防范用药风险，达到合理用药的目的。同时，PASS 还提供审查模式的用户自定义功能。根据不同需求，用户可以对 PASS 处方审查中需要开放的审查项目、审查级别和采纳文献范围进行设置。其处方审查项目主要包括：

（1）药物相互作用审查：本功能提示两种药品同时或间隔一定时间给予同一个患者时，可能出现的药理学效应。系统对每一类药物相互作用均提供详细的综述性专论，内容包括该药物相互作用的严重程度、作用机制、患者处理、讨论和参考文献。

（2）药物过敏史审查：本功能是在获取患者既往过敏药物信息的基础上，提示患者用药处方中是否存在与患者既往过敏药物相关的、可能导致类似过敏反应的药品。PASS

系统中，药物组成成分和药物过敏性分组是实现药物过敏史审查的数据基础。

（3）注射剂配伍审查

1）国内注射剂配伍审查：本功能模块依据注射剂配伍的国内文献资料，提示在同时进行输注的处方药品间可能存在的体外配伍问题。PASS收录的每一条体外配伍研究记录提供参考文献出处和配伍信息摘要。根据数据来源的不同，国内注射剂配伍数据被分为期刊文献、权威书籍、药品说明书、配伍表格等四种文献类型。用户可根据需要，设定参与审查的文献类别和优先顺序。

2）国外注射剂配伍审查：本功能模块采用美国最权威的静脉用药基础数据库，提示在同时进行输注的处方药品间可能存在的体外配伍问题。同时，根据配伍方式的不同，数据被分为"大输液配伍"（包括"药品-溶媒配伍"和"药品-药品相加配伍"）和"针管内配伍"等几种不同类型进行监测。

（4）特殊人群用药审查

1）老年人用药审查：本功能提示当患者为老年人（根据患者年龄和老年人年龄分段设置情况判断），其处方药品中是否存在应禁忌或慎用于老年人的药品。

2）儿童用药审查：本功能提示当患者为儿童（根据患者年龄判断），其处方药品中是否存在可能不适于儿童使用的药品。

3）妊娠期妇女用药审查：本功能提示当患者为妊娠期妇女（根据患者病理/生理状态信息判断），其处方药品中是否存在不适于妊娠期使用的药品。

4）哺乳期妇女用药：本功能提示当患者为哺乳期妇女（根据患者病理/生理状态信息判断），其处方药品中是否存在不适于哺乳期使用的药品。

（5）禁忌证审查：本功能提示处方药品是否存在与患者病理/生理状态相关联的禁忌证。

（6）副作用审查：本功能提示处方药品是否存在与患者病理/生理状态相关联的副作用。

（7）重复用药审查：包含"重复成分审查"和"重复治疗审查"两个独立的功能模块。重复成分审查提示患者用药处方中的两个或多个药品是否存在相同的药物成分，可能存在重复用药问题。重复治疗审查提示患者用药处方中的两个或多个药品是否同属某个药物治疗分类，可能存在重复用药问题。

（8）药物剂量审查：本功能提示药品处方剂量是否超过药品说明书所规定的范围。

（9）给药途径审查：剂型-给药途径审查功能提示处方药品中可能存在的剂型与给药途径不匹配问题。药品-给药途径审查功能提示处方药品中是否存在某些在给药方式上需要特别注意的药物被用于不恰当的给药途径。

PASS系统能够对临床医师所开具的处方（医嘱）进行实时监控并且将监控的结果按照严重的程度给予警示级别，以不同警示色的方式来显示在每条处方（医嘱）前，黑色表示绝对禁忌、错误或者是致死性危害，需要严重关注；红色表示慎用或较严重危害，需要高度关注；橙色表示慎用或有一定危害，需要较高度关注；黄色表示危害较低或尚不明确，需要适度关注。

PASS系统在进行用药监测时可对监测结果数据进行采集和保存，并提供全面的药物监测结果统计分析功能，用户可根据需要对"科室""医师""药品""时间""监测项目"

"监测级别"等任意条件范围内的患者用药处方进行监测结果的全方位统计，为医院相关部门提供医院用药管理的基础数据。

此外，该公司开发的"临床药学管理系统（PASS pharm assist）"根据临床药师工作的专业特点和基本要求，结合《处方管理办法》《医院处方点评管理规范（试行）》《抗菌药物临床应用指导原则》《抗菌药物临床应用监测方案》《卫生部办公厅关于抗菌药物临床应用管理有关问题的通知》等相关管理规范的要求，运用信息技术实现处方（医嘱）查看、处方（医嘱）点评、抗菌药物分级管理、抗菌药物临床应用调查上报、抗菌药物专项点评（治疗性用药评价）、围术期使用抗菌药物评价、电子药历、抗菌药物使用统计分析、全院用药情况统计等功能。该系统通过标准数据接口读取 HIS 中的患者及医嘱信息，将 PASS 合理用药监测系统的处方自动审查功能和本系统提供的处方（医嘱）点评、抗菌药物临床应用调查、围术期抗菌药物使用评价等功能相结合，并将各审查和评价的结果进行量化处理，通过统计的方式，快速分析医院中的不规范处方和不合理用药情况，从而提高药师的工作效率，帮助医院药学管理部门的专业人员快速、高效地从事临床药学工作。

2. 药物咨询及用药安全监测系统 国内另一公司开发的"药物咨询及用药安全监测系统"是以控件形式嵌入医院信息系统中，在电子处方这个环节上，借鉴杀毒软件思路，对存在超量用药、禁忌证、配伍禁忌等可能对患者形成药害的多种情况处方，建立起一套用药安全监测系统，实时警告、提示、显示，避免药害事故发生。该系统处方审查项目同样包括：药物相互作用审查、注射液配伍审查、药物过敏史审查、老年人用药审查、儿童用药审查、妊娠期妇女用药审查、哺乳期妇女用药审查、药品超剂量审查、给药途径审查等，具体审查内容与 PASS 系统类似。但其警示标记与 PASS 系统略有不同，"惊叹号灯"提示处方中存在配伍禁忌、特殊病理/生理状态禁用药品、药品实际用量大于药品说明书规定极量。在获取患者既往过敏药物信息的基础上，监测处方中是否存在可能导致类似过敏反应的药品时也通过"惊叹号灯"报警。"红灯"则提示输液处方中药品间可能存在的体外配伍问题，并提供配伍信息详细说明和参考文献出处；"黄灯"提示同时服用的药品之间可能存在的药物相互作用，并概述其相互作用的机制和参考文献出处；"橙灯"是对处方中的特殊病理/生理状态慎用药品，给药途径不适宜的情况，同种、同类、同成分药品以及抗菌谱相同或交叉的抗菌药物进行监控并报警。

同时，该公司开发的"处方审核与点评系统"同步运行，其安装在医院局域网上，定时将 HIS 中的用药相关数据导入中间库（该公司建立的、与医院 HIS 分开的数据存放处），系统自动按照《处方管理办法》中的要求进行分析，筛选出有用药不当问题的记录。然后由资深药师在软件辅助下对问题记录再行审核与评价。最终的结果可以按照国家要求自动形成每月上报报表，同时形成医院管理所需的系列统计表。其具体功能包括：

（1）处方预处理功能

1）任意时间规定必须做皮试的药品而没有过敏试验结果的处方。

2）任意时间用药与临床诊断不相符的处方（此诊断编码以该公司提供的 ICD10 编码为准）。

3）任意时间用药极量（每次极量和每日极量）超过规定的处方。

4）任意时间用药选用剂型与给药途径不符的处方。

5）任意时间重复给药（同种、同类、同成分）的处方。

6）任意时间有潜在临床意义的药物相互作用和配伍禁忌的处方。

7）任意时间用药与特殊人群不适宜和有抗菌联用抗菌谱相同的处方。

（2）通过人机互动，让药师审核确定超常规处方。

（3）超常规处方归纳与统计

1）全院问题处方数占处方总数的比例。

2）全院某类问题处方数占处方总数的比例。

3）全院某类问题处方数占问题处方总数的比例。

4）某科问题处方数占该科处方总数的比例、排序。

5）某科某类问题处方数占该科处方总数的比例、排序。

6）某科某类问题处方数占该科问题处方总数的比例、排序。

7）某类医师问题处方数占该类医师处方总数的比例。

8）某类医师某类问题处方数占该类医师处方总数的比例。

9）某类医师某类问题处方数占该类医师问题处方总数的比例。

10）某医师问题处方数占该医师处方总数的比例、排序。

11）某医师某类问题处方数占该医师处方总数的比例、排序。

12）某医师某类问题处方数占该医师问题处方总数的比例、排序。

13）对任意时间段内任一医师无用药理由的问题处方大于 N 次的明细进行记录，并可进行明细查询。

14）麻醉药品用量超规定归纳、分析：①归纳、分析任意时间段门（急）诊麻醉药品注射剂超过一次常用量的处方；②归纳、分析任意时间段门（急）诊麻醉药品控缓释剂超过 7 日常用量的处方；③归纳、分析任意时间门（急）诊麻醉药品除注射剂、控缓释剂外的剂型超过 3 日常用量的处方。

15）一类精神药品用量超规定归纳、分析：①任意时间门（急）诊一类精神药品注射剂超过一次常用量的处方的归纳、分析；②任意时间门（急）诊一类精神药品控缓释剂超过 7 日常用量的处方的归纳、分析；③任意时间门（急）诊一类精神药品除注射剂、控缓释剂外的剂型超过 3 日常用量的处方的归纳、分析。

（4）对关注度高的超常规处方进行深入点评：对问题处方可进行药历点评，对处方中的药品进行药品点评，并可对点评的内容进行统计和查询。

（5）生成处方评价表：通过计算机处理结合人工点评，最终系统自动生成《处方管理办法》所要求的"处方评价表"。

3. 临床安全合理用药决策支持系统　临床安全合理用药决策支持系统（DRUGS）是以药事管理方面的法律法规以及技术规范、标准为依据，由相关的专业人员按一定的标准收集、整理和评估国际、国内临床用药研究证据，并以高度概括的形式和方便快捷的方式，在合理用药最需要的时间、地点向医务人员和监管者提供最好的决策支持。

DRUGS 与 HIS 可实现无缝连接，与医师工作站、门诊工作站实施一体化安装，使用方便。目前系统形成了三大类知识库，共计 21 个数据库，主要包含合理用药方案的知识库、安全审查规则知识库和在线医药学资料知识库。为确保医师的用药医嘱安全，系统提供十六项安全审查，包括十四项基本审查和两项扩展审查（抗菌药物与医保用药审查）。十四项基本审查包括：药物相互作用审查、注射剂配伍审查、药品禁忌审查、药品异常信号审查、老年人用药审查、儿童用药审查、妊娠期妇女用药审查、哺乳期妇女用药审查、肝功能异常用药审查、肾功能异常用药审查、用药剂量审查、过敏药物审查、药物重复成分审查、给药途径审查。上述安全审查的数据，由医药学专家依据国家食品药品监督管理总局批准的药品说明书、《中华人民共和国药典》《中华人民共和国药典临床用药须知》《中国国家处方集》《国家基本药物目录》、CFDA 发布的相关信息以及权威期刊发表的研究成果，按照一定的规范整理而成。在处方（医嘱）环节可即时审查提示，规避医疗风险，保证患者用药安全。

DRUGS 提供了"合理用药监管平台"和"处方监测与预警平台"两个子平台。"合理用药监管平台"的主要功能是对审查、处方、用药、医保等数据信息的全方位统计。其包含的审查结果查询统计功能主要是从医师、科室、全院等多角度统计 DRUGS 系统对医院门诊处方和住院医嘱的各种医嘱警示信息，为分析临床不合理用药提供科学依据，为规范临床合理用药提供保障；药房审方查询功能主要是按照科室查询当天提交的所有医嘱当中存在的警示信息，方便药房人员的审方工作。"处方监测与预警平台"的核心功能是对合理用药、处方管理、费用控制等情况实时进行综合统计和评价，可自动完成《处方管理办法》所规定的相关统计指标，实现"问题处方（医嘱）"的汇总提示，增强了药师审核处方（医嘱）的针对性和工作效率；系统还可自动监测处方（医嘱）用药异常的多种情形并按医院设定的预警值报警，实现监管的时效性和有效性。

处方审查系统在医院的推广应用，给药师审方带来了极大的便利，节约了审方时间，提高了工作效率，减少了患者候诊时间。在今后的系统开发及应用前景方面，将更多地与电子病历应用紧密结合。根据临床路径的诊断和治疗原则，一旦医师确定疾病，在医师开具处方（医嘱）时，处方审查系统提供参考用药方案及其循证依据，并在医师调整用药的过程中提示警示和处理意见，将目前的医师开具处方之后审查，向事前审查或在开具处方的过程中提供警示和支持的方向发展。

第四章 中药临床应用指导原则

第一节 中药临床应用形式及相关概念

一、中药及其临床应用形式

（一）中药

中药是指在中医药理论指导下，用于疾病预防、诊断、治疗和康复的天然药物及其提取物或制成品，包括中药材、中药饮片和中成药等。（注：中药饮片和中成药可直接应用于临床；中药材是未经加工炮制的植物、动物或矿物类的天然产物，只可作中药饮片的原料使用）。

（二）中药饮片

中药饮片系指中药材经过加工炮制后可直接用于中医临床或制剂生产使用的处方药品。其临床应用形式有传统中药饮片、小包装中药饮片、单味中药配方颗粒等。

（三）单味中药配方颗粒

单味中药配方颗粒是由单味中药饮片经水提、浓缩、干燥、制粒而成，在中医临床配方后供患者冲服使用。单味中药配方颗粒是对传统中药饮片的补充。

（四）中成药

中成药是以中药饮片为原料，在中医药理论指导下，按规定的处方和方法，加工制成一定的剂型，标明药物作用、功能主治、剂量、服用方法，供医师、患者直接选用，符合药品法规定的药物。

（五）医院制剂

医疗机构根据本单位临床需要经管理部门批准而生产、配置、自用的固定处方制剂。

（六）临方制剂

指根据中医师对某一个患者辨证论治后开具的中药处方的要求，由中药专业人员按照相关的工艺将药物临时代患者加工成不同的剂型。

（七）处置性用药

处置性用药是由医疗机构临床科室申请，由制剂室按照适宜工艺和质量标准进行制备，临用时加水、酒、醋、蜜、麻油等中药传统基质调配、外用，在医疗机构内由医务人员调配使用的药品。

（八）临方炮制

对市场上没有供应的中药饮片，医疗机构可以根据本医疗机构医师处方的需要，在本医疗机构内炮制、使用。

二、中药毒性

毒性是中药药性的重要内容。中药毒性的概念有广义和狭义之分，广义毒性指药物的偏性。狭义毒性指药物对机体所产生的严重不良影响及损害性，是用以反映药物安全性的一种性能。

1988 年《医疗用毒性药品管理办法》（国务院令第 23 号）明确规定了 28 种中药饮片为毒性中药（见附录 1）。临床使用该类药品时，应按照要求使用毒性药品专用处方，且不得超过二日极量。

2015 年《中华人民共和国药典》一部按照："大毒、有毒、小毒"标准将中药饮片毒性分为三级，共 85 种（涵盖《医疗用毒性药品管理办法》中毒性中药饮片 19 种，另外 9 种未收载）。其中"大毒"中药饮片 10 种，有毒中药饮片有 44 种，小毒中药饮片 31 种（具体见附录 2）。

各地区还应参照地方《中药炮制规范》收载的大毒、有毒、小毒的品种进行管理。

中成药毒性一般多指临床使用时产生的过敏反应、蓄积性肝肾毒性，多因药物、患者自身因素和用药方法不当产生。因此，在临床用药时应严格按照药品说明书，加强临床用药监护。

三、中药剂量与疗程

（一）剂量

1. 中药饮片剂量　中药饮片剂量不仅指单味中药饮片剂量，即单味中药饮片在汤剂中成人的一日服用量；还包括中药饮片处方剂量，即处方中所有中药饮片的成人一日服用量。临床上中药饮片的处方剂量比单味中药饮片剂量更具有指导意义。

《中华人民共和国药典》和中药学教材明确标注了单味中药饮片剂量的范围，临床上应依据中药的性质、患者的具体情况等灵活使用。

2. 中成药剂量　中成药剂量是指成人一次服用量。它与中成药规格关联，常用的剂量表述方式有：①折算为中药饮片的剂量；②按照药物制剂重量或容积使用；③按制剂的最小单位数量使用，如粒、丸等；④按照制剂中主要代表成分的含量使用。

（二）疗程

对中药疗程自古就有认识，《神农本草经》明确记载："上品无毒，多服、久服不伤人。中品无毒、有毒，斟酌其宜。下品多毒，不可久服。"《素问·五常政大论》中也有"大毒治病，十去其六；常毒治病，十去其七；小毒治病，十去其八；无毒治病，十去其九。谷肉果蔬，食养尽之，无使过之，伤其正也"的要求。

基于"汤者荡也，丸者缓也"的道理，中医临床治疗疾病时，一般采用在治疗前期为快速控制病情，先使用汤剂取其吸收快，迅速发挥疗效，能荡涤病邪之力；后使用丸剂等剂型取其吸收缓慢，药力持久的特点，以巩固调理机体的治疗效果。

临床上中药应按照中药药性、药典和药品说明书中规定的疗程使用，不得随意服用，应掌握"中病即止"的用药原则。需长期服药者，应当注意监测药物的毒副作用。

四、中药的给药途径

中药给药途径是中药由体外进入机体的方式，传统中药以汤剂、丸剂、散剂、丹剂为主，大多口服给药。随着中成药制药技术的发展，新剂型如滴丸、中药注射剂、栓剂等依次研发生产，中药给药途径逐渐多样化，不仅能口服，还能通过静脉、吸入、皮下、直肠、舌下、皮肤的途径给药。

不同给药途径药物的吸收、分布、代谢和排泄的速度不同，一般药物吸收由快到慢的顺序是：静脉＞吸入＞皮下＞直肠或舌下＞口服＞皮肤。

不同剂型给药后吸收速度从快到慢的顺序是：静脉注射剂＞气雾剂＞肌内注射＞皮下注射＞酒剂＞汤剂＞栓剂＞散剂＞片剂＞丸剂；口服剂型吸收顺序是：溶液剂＞混悬剂＞胶囊剂＞片剂＞丸剂＞包衣片剂。

五、中药饮片处方书写规范及汤剂制备方法

（一）中药饮片处方书写规范

中药处方是医师（执业医师、执业助理医师、乡村医生）在诊疗活动中为患者开具的，由药学专业技术人员审核、调配、核对，并作为发药凭证的医疗用药的医疗文书。为规范中药处方管理，提高中药处方质量，2010 年国家中医药管理局印发的《中药处方格式及书写规范》（国中医药医政发〔2010〕57 号）要求各级医疗机构在临床工作中遵照执行。

（二）中药汤剂制备方法

汤剂是中药饮片临床应用的主要形式，是指将中药饮片加水煎煮，去渣取汁而供内服或外用的一种液体制剂形式。它是我国应用最早、最广泛的一种中药剂型，可充分发挥方药多种成分的综合疗效和特点，吸收快，奏效迅速。

中药饮片汤剂制备方法与临床疗效密切相关。为保证汤剂煎煮质量，《医疗机构中药煎药室管理规范》对汤剂的浸泡时间、加水量、煎煮次数、煎药量和特殊煎药方法进行了明确的规定：

1. 浸泡时间　中药饮片煎煮时应先浸泡，一般不少于 30 分钟，花叶类可以减少至 15 分钟，石、甲、根、实类应延长浸泡时间。

2. 煎煮时间和次数　一般分两次煎煮，一煎加水一般浸过药面 2～5cm，煮沸后再煎煮 20～30 分钟，解表类、清热类、芳香类药物不宜久煎，煮沸后再煎煮 15～20 分钟；滋补药物先用武火煮沸后，改用文火慢煎 40～60 分钟；二煎加水量一般浸过药面 1cm，煎煮时间应当比第一煎的时间略缩短。

3. 煎药量　应当根据儿童和成人分别确定。儿童每剂一般煎至 100～300ml，成人每剂一般煎至 400～600ml，一般每剂按两份等量分装，或遵医嘱。

4. 特殊煎药方法　为保证中药饮片有效成分的煎出，一些中药饮片需采用特殊煎煮方法，如先煎、后下、包煎、另煎、溶化（烊化）、泡服、冲服、煎汤代水。

目前各医疗机构多使用中药煎药机煎煮中药，在煎煮过程中煎药质量控制、环境要求、设备要求等可参照相关标准。

六、中成药的常用剂型及特点

我国中成药剂型有 40 多种，有丸、散、膏、丹、酒、露、茶、锭等传统剂型，有片剂、颗粒剂、注射剂、气雾剂等现代剂型。剂型不同，使用后产生的疗效、持续的时间、作用的特点会有所不同。因此，正确选用中成药应了解和掌握中成药的常用剂型和特点。

(一) 固体制剂

固体剂型是中成药的常用剂型，其制剂稳定，携带和使用方便。

1. 散剂　系指药材或药材提取物经粉碎、均匀混合而制成的粉末状制剂，分为内服散剂和外用散剂。散剂粉末颗粒的粒径小，容易分散，起效快。外用散剂的覆盖面积大，可同时发挥保护和收敛作用。

2. 颗粒剂　系指药材的提取物与适宜的辅料或药材细粉制成具有一定粒度的颗粒状剂型。颗粒剂既保持了汤剂作用迅速的特点，又克服了汤剂临用时煎煮不便的缺点，且口味较好，体积小，但易吸潮。根据辅料不同，可分为无糖型颗粒剂和有糖型颗粒剂。

3. 胶囊剂　系指将药材用适宜方法加工后，加入适宜辅料填充于空心胶囊或密封于软质囊材中的制剂，可分为硬胶囊、软胶囊（胶丸）和肠溶胶囊等，主要供口服。胶囊剂可掩盖药物的不良气味，易于吞服；能提高药物的稳定性及生物利用度；对药物颗粒进行不同程度包衣后，还能定时定位释放药物。

4. 丸剂　系指将药材细粉或药材提取物加适宜的黏合剂或其他辅料制成的球形或类球形制剂，分为蜜丸、水蜜丸、水丸、糊丸、蜡丸、浓缩丸等类型。其中，蜜丸分为大蜜丸、小蜜丸；水蜜丸的含蜜量较少；水丸崩解较蜜丸快，便于吸收；糊丸释药缓慢，适用于含毒性成分或药性剧烈成分的处方；蜡丸缓释、长效，且可达到肠溶效果，适合毒性和刺激性较大药物的处方；浓缩丸服用剂量较小。

5. 滴丸剂　系指药材经适宜的方法提取、纯化、浓缩，并与适宜的基质加热熔融混匀后，滴入不相混溶的冷凝液中，收缩冷凝而制成的球形或类球形制剂。滴丸剂服用方便，可含化或吞服，起效迅速。

6. 片剂　系指将药材提取物，或药材提取物加药材细粉，或药材细粉与适宜辅料混匀压制成的片状制剂。主要供内服，也有外用或其他特殊用途者。其质量较稳定，便于携带和使用。按药材的处理过程可分为全粉末片、半浸膏片、浸膏片、提纯片。

7. 胶剂　系指以动物的皮、骨、甲、角等为原料，水煎取胶质，经浓缩干燥制成的固体块状内服制剂，含丰富的动物水解蛋白类等营养物质。作为传统的补益药，多烊化兑服。

8. 栓剂　系由药材提取物或药材细粉与适宜基质混合制成供腔道给药的制剂。既可作为局部用药剂型又可作为全身用药剂型，用于全身用药时，不经过胃，且无肝脏首过效应，因此生物利用度优于口服，对胃的刺激性和肝的副作用小，同时适合不宜或不能口服药物的患者。

9. 丹剂　系指由汞及某些矿物药，在高温条件下烧炼制成的不同结晶形状的无机化合物，如红升丹、白降丹等。此剂型含汞，毒性较强，只能外用。

10. 贴膏剂　系指将药材提取物、药材和/或化学药物与适宜的基质和基材制成的供皮肤贴敷，可产生局部或全身作用的一类片状外用制剂。包括橡胶膏剂、巴布膏剂和贴剂等。贴膏剂用法简便，兼有外治和内治的功能。

11．涂膜剂　系指由药材提取物或药材细粉与适宜的成膜材料加工制成的膜状制剂。可用于口腔科、眼科、耳鼻咽喉科、创伤科、烧伤科、皮肤科及妇科等，作用时间长，且可在创口形成一层保护膜，对创口具有保护作用。一些膜剂尤其是鼻腔、皮肤用药膜亦可起到全身作用。

（二）半固体剂型

1．煎膏剂　系指将药材加水煎煮，取煎煮液浓缩，加炼蜜或糖（或转化糖）制成的稠厚状半流体制剂。适用于慢性病或需要长期连续服药的疾病，传统的膏滋也属于此剂型，以滋补作用为主而兼治疗作用。

2．软膏剂　系指将药材提取物或药材细粉与适宜基质混合制成的半固体外用制剂。常用基质分为油脂性、水溶性和乳剂基质。

3．凝胶剂　系指药材提取物与适宜的基质制成的、具有凝胶特性的半固体或稠厚液体制剂。按基质不同可分为水溶性凝胶和油性凝胶。适用于皮肤黏膜及腔道给药。

（三）液体制剂

1．合剂　系指药材用水或其他溶剂，采用适宜方法提取制成的口服液体制剂，是在汤剂基础上改进的一种剂型，易吸收，能较长时间贮存。

2．口服液　系指在合剂的基础上，加入矫味剂，按单剂量灌装，灭菌制成的口服液体制剂。口感较好，近年来无糖型口服液逐渐增多。

3．酒剂　系指将药材用蒸馏酒提取制成的澄清液体制剂。酒剂较易吸收。小儿、孕妇及对酒精过敏者不宜服用。

4．酊剂　系指将药材用规定浓度的乙醇提取或溶解而制成的澄清液体制剂。有效成分含量高，使用剂量小，不易霉败。小儿、孕妇及对酒精过敏者不宜服用。

5．糖浆剂　系指含药材提取物的浓蔗糖水溶液。比较适宜儿童使用，糖尿病患者慎用。

（四）注射剂

系指药材经提取、纯化后制成的供注入体内的溶液、乳状液及供临用前配制成溶液的粉末或浓溶液的无菌制剂。药效迅速，便于昏迷、急症、重症、不能吞咽或消化系统障碍患者使用。

（五）气雾剂和喷雾剂

气雾剂系指将药材提取物、药材细粉与适宜的抛射剂共同封装在具有特殊阀门装置的耐压容器中，使用时借助抛射剂的压力将内容物喷出呈雾状、泡沫状或其他形态的制剂。其中以泡沫形态喷出的可称泡沫剂。不含抛射剂，借助手动泵的压力或其他方法将内容物以雾状等形态喷出的制剂为喷雾剂。可用于呼吸道吸入、皮肤、黏膜或腔道给药。

七、中成药说明书功能主治的表述方法

《中华人民共和国药典》（2015 版一部）凡例二十六条规定，功能主治一般是按中医或民族医学的理论和临床用药经验所做的概括性描述。

中成药功能主治分为三种表述形式：

（1）中医术语表述：如鳖甲煎丸"活血化瘀，软坚散结。用于胁下癥块"。此种表述方式突出了中医"辨证论治"的特色，方便中医师使用。

（2）西医术语表述：如宁心宝胶囊"本品有提高窦性心律，改善窦房结、房室传导功能，改善心脏功能的作用。用于多种心律失常，如房室传导阻滞、难治性缓慢型心律失常等"。此种表述方式完全为化学药物的适应证表述方式。

（3）两种术语混合表述：①功能用中医术语表述，主治以西医病名表述。如艾迪注射液"清热解毒，消瘀散结。用于原发性肝癌，肺癌，直肠癌，恶性淋巴瘤，妇科恶性肿瘤等"。②功能用中医术语表述，主治以中医学病名或症状及西医病名表述。如柴胡注射液"清热解表。治疗感冒、流行性感冒及疟疾等的发热"。③功能用中医术语表述，主治先为西医病名，后为中医症状表述。如地龙注射液"平喘止咳。用于支气管哮喘所致的咳嗽、喘息"。④功能用中医术语，主治用中西医学两种术语混合表述。如独一味颗粒"活血止痛，化瘀止血。用于多种外科手术术后的刀口疼痛、出血，外伤骨折，筋骨扭伤，风湿痹痛以及崩漏，痛经，牙龈肿痛、出血等"。⑤功能用中西医两种术语混合表述，主治用西医术语表述。如垂盆草颗粒"清利湿热，有降低谷丙转氨酶氨基转移酶作用。用于急性肝炎、迁延性肝炎及慢性肝炎活动期"。⑥功能用中西医两种术语混合表述，主治亦用中西医术语混合表述。如杜仲颗粒"补肝肾，强筋骨，安胎，降血压。用于肾虚腰痛，腰膝无力，胎动不安，先兆流产，高血压症"。

第二节　中药饮片临床应用指导原则

1. 中药饮片处方应当以中医药理论为指导，辨证应准确，辨证依据应充分，应体现理法方药的一致性。调整用药时应有分析、有记录。

2. 各级医疗机构中药饮片的采购、供应、验收记录及账目，饮片斗谱和医院信息系统均应使用规范的中药饮片处方用名。

3. 中药饮片处方书写时应按照《处方管理办法》和《中药处方格式及书写规范》进行书写。中药饮片处方应包括：前记、正文、后记。

（1）前记

1）一般项目：包括医疗机构名称、费别、患者姓名、性别、年龄、门诊或住院病历号、科别或病区、床位号和处方日期等。

2）临床诊断：包括病名（病名可写中医病名也可写西医病名）和中医证型，应填写清晰、完整，并与病历记载相一致。

（2）正文

1）中药饮片品种、剂量、用法：中药饮片处方书写应当体现"君、臣、佐、使"的特点要求；

2）剂量使用法定剂量单位，用阿拉伯数字书写，原则上应当以克（g）为单位，"g"（单位名称）紧随数值后；

3）对调剂、煎煮有特殊要求的应另行注明；

4）每行排列的药味数应合理，原则上要求横排及上下排列整齐；

5）中药饮片剂数应当以"剂"为单位；

6）处方用法紧随剂数之后，包括每日剂量、采用剂型（水煎煮、酒泡、打粉、制丸、装胶囊等）、每剂分几次服用、给药途径（内服、外用等）、服用要求（温服、凉服、顿服、慢服、饭前服、饭后服、空腹服等）等内容，例如："每日1剂，水煎400ml，分早晚两次空腹温服"。

（3）后记

1）医师签名（手工签名或电子签名）。

2）审方、调配、核对、发药药师签名或加盖专用签章。

4. 中药饮片品种选择时，应根据用药目的选择合适的中药饮片基源、炮制品种。

5. 中药饮片处方的味数和剂量应适宜

（1）单味中药饮片剂量应参照《中华人民共和国药典》和中药学教材的常用剂量范围，单剂处方剂量一般应控制在240g以内，原则上不能超过300g；每张中药饮片处方用药原则上应控制在18味以内（膏方除外）。

（2）医疗机构可根据实际情况制定各医疗机构中药饮片处方的味数、剂数和处方剂量的限定标准。

（3）对临床确有需求和有依据需突破以上限制的，临床医生应向医疗机构药事管理与药物治疗学委员会提出申请和备案，在开具此类处方时医师再次签字确认。

6. 使用有毒中药饮片

（1）开具28种医疗用毒性中药饮片（见附录1）时，应使用毒性药品专用处方，严禁超剂量使用，一次处方不得超过二日极量。

（2）《中华人民共和国药典》中标注的除28种医疗用毒性中药之外的"有大毒、有毒、有小毒"中药饮片（见附录2）原则上应参照《中华人民共和国药典》和中药学教材规定的剂量，超过规定剂量时应由医师再次签字确认。

（3）掌握药物的毒性及其中毒后的临床表现及抢救方法，密切观察服药后的病情变化，必要时及时采取合理、有效的抢救治疗手段。

7. 处方用药应避免配伍和使用禁忌，如"十八反、十九畏"及妊娠禁忌，同时应注意是否存在证候禁忌和服药饮食禁忌。根据病情确需使用的应再次签字确认。

8. 中药饮片与中成药同时应用时

（1）应避免出现汤剂与中成药相互矛盾的现象。

（2）应避免重复用药，如用药重复、剂量叠加。

（3）应避免出现配伍禁忌现象。

（4）给药途径相同时，服用时间应有一定间隔。

9. 中药饮片与西药同时应用时

（1）应尽可能了解两种药物之间的相互关系，如有明确禁忌的，应避免联合应用。

（2）给药途径相同时，服用时间应有一定间隔。

（3）应注意观察两者合用后的病情变化，如出现不良反应及时停止合并用药，并对症处理。

10. 对育龄妇女应详细询问是否怀孕或预期怀孕，孕妇应避免使用妊娠禁忌药。

11. 儿童使用中药饮片时

（1）应注意生理特殊性，根据不同年龄阶段儿童生理特点，选择恰当的药物和用药方法，必须兼顾有效性和安全性。

（2）应结合具体病情，在保证有效性和安全性的前提下，根据儿童年龄与体重选择相应药量。一般情况新生儿用成人量的 1/6，乳婴儿为成人量的 1/3～1/2，幼儿及幼童为成人量的 2/3 或用成人量，学龄儿童用成人量。

（3）应避免选择毒副作用较大或含有对小儿有特殊毒副作用成分的中药饮片。

（4）儿童患者使用中药饮片的种类不宜多。

（5）根据治疗效果，应尽量缩短儿童用药疗程，及时减量或停药。

12. 老年人使用中药饮片时

（1）优先治疗原则：老年人常患有多种慢性疾病，为避免同时使用多种药物，要注意病情的轻重缓急和主要病证，确定优先治疗的原则。

（2）注意联合用药：老年人由于所患疾病往往不止一种，使用药物种类也较多，使用中药饮片时要注意询问同时合并使用的其他药物，了解是否会产生不良影响，并加以预防。

（3）剂量要适当：由于其肝肾功能多有不同程度减退，或合并有多器官严重疾病，对药物耐受量低，药物剂量一般要从小剂量开始用药。

（4）慎用药性峻猛品种：老年人身体各项功能退化，对汗、吐、下等作用峻猛的药物要慎重。

13. 中药饮片临床使用应以汤剂口服为主，临床使用时还可根据药物性质、病情的需要、使用部位等选择合适的其他给药途径，如外洗、熏蒸等，同时选择合适的给药温度、给药时间、给药次数和疗程。

14. 中药汤剂的煎煮应选择合适的煎煮器具，合理掌握煎煮时间、加水量、煎煮火候，并注意先煎、后下等中药的特殊煎煮方法（见附录 3）。

15. 除中药汤剂外，中药饮片临床使用时也可以根据患者病情及病程、使用部位、药物性质、携带保管等情况，制成丸剂、散剂、颗粒剂等临方制剂剂型。制作中药临方制剂时，药物剂量的转换应适当，一般为汤剂剂量的 1/5～1/3。选择散剂、丸剂、胶囊、酒剂等非水煎剂型时，应注意乌头、附子等须煎煮以减毒药物的使用，使用剂量应进行调整，并与相应的标准、规范保持一致。

16. 医疗机构应加强对中药饮片不良反应的监测和收集，发现不良反应及时上报。

第三节　中成药临床应用指导原则

1. 中成药临床应用应当以中医药理论为指导，遵循安全、有效、经济、适当的原则，合理选择和使用中成药品种（常用中成药品种及分类见附录 4）。

2. 中成药处方书写时应按照《处方管理办法》和《中药处方格式及书写规范》进行书写。临床诊断项下应包括病名和中医证型，中医医师应在病名（可使用中医病名或西医病名）后标明中医证型，西医医师可按西医病名填写。

3. 用药依据

（1）辨证用药：是中成药应用的主要原则。通过辨证、分析疾病的证候确定具体治法，在辨证论治的原则指导下，可以采用"同病异治"或"异病同治"的方法辨证选择适宜的中成药。

（2）辨病辨证结合用药：指的是在西医辨病的基础上结合中医辨证选用相应的中成药。针对在主治病证的西医病名基础上增加中医证候属性描述的中成药，应采用辨病辨证相结合的方法合理使用。

（3）辨病用药：是按照西医的疾病名称、病理状态或理化检查结果选用相应的中成药。以辨病用药为主时，应以说明书规定的疾病为主，还可以按照相关指南、临床路径和研究结果指导用药，在没有确切的循证医学证据支持时，不应超说明书规定的病种范围用药。

4. 根据患者的体质强弱、病情轻重缓急及各种剂型的特点，选择适宜的中成药剂型。

5. 合理选择给药途径，按照药品使用说明书选择给药途径给药，遵循"能口服不注射，能肌内不静注"的原则。

6. 按照药品说明书推荐的剂量、疗程使用中成药。

7. 用药前应详细了解患者过敏史，有过敏史的患者应慎重，尤其使用中药注射剂时。

8. 同时使用两种以上中成药，或中成药和汤剂同时使用，或中成药和西药同时使用时，应注意以下使用原则

（1）应遵循减毒增效的原则。

（2）功能相同或相近的中成药或中药饮片原则上不宜重复使用，必须重复使用时应注意剂量的调整。

（3）应注意中成药之间各药味、各成分间的配伍禁忌。

（4）避免同时使用毒副作用相同或相近的药物。

9. 慎重使用含有毒性成分的中成药，可致肝、肾损伤的中成药及含西药成分的中成药：

（1）使用含有毒成分中成药（见附录5），应严格按照说明书中的用法用量，避免两种含有毒性成分的中成药联合使用。

（2）使用可致肝、肾损伤的中成药时应认真阅读药品说明书，注意剂量及疗程的控制，并注意监测肝、肾功能等指标。

（3）使用含西药成分的中成药时应避免同含有相同成分的西药联用（见附录6）。

10. 中、西药注射剂联合使用时，尽可能选择不同的给药途径（如穴位注射、肌内注射、静脉注射）。采用静脉注射时，应将中西药分开使用并注意使用间隔，更换药物时应注意冲管。

11. 中药注射剂应谨慎选择溶媒，严格按照药品说明书推荐的溶媒，在没有确切的循证医学证据支持时，不得使用说明书以外的溶媒。

12. 育龄妇女应详细询问是否怀孕或预期怀孕，避免使用妊娠禁忌药（见附录7），妊娠期、哺乳期妇女用药应选择对胎儿及婴幼儿无损害的中成药，尽量采取口服途径给药，应慎重使用中药注射剂；同时尽量缩短用药疗程；严格遵守妊娠禁忌。

13. 儿童用药时应优先选用儿童专用药，并根据儿童年龄与体重选择相应药量。

（1）一般情况新生儿用成人量的 1/6，乳婴儿为成人量的 1/3～1/2，幼儿及幼童为成人量的 2/3 或用成人量，学龄儿童用成人量。

（2）应慎重选择毒副作用较大或含有对小儿有特殊毒副作用成分的中药饮片。

（3）儿童患者使用中药饮片的种类不宜多。

（4）根据治疗效果，应尽量缩短儿童用药疗程，及时减量或停药。

14. 应加强对中成药不良反应的监测和信息收集。发现不良反应应及时上报。

第五章 中药处方点评方法

中药处方点评的参考依据、评价标准、抽样方法、组织管理等可参考第三章与第四章相应章节，本章主要介绍中药饮片和中成药处方点评的评价要点。

第一节 中药饮片处方点评要点

一、不规范处方

1. 处方的前记、正文、后记内容缺项，书写不规范或者字迹难以辨认的。
2. 医师签名不规范或者与签名的留样不一致的。
3. 药师未对处方进行适宜性审核的（处方后记的审核、调配、核对、发药栏目无审核调配药师及核对发药药师签名，或者单人值班调剂未执行双签名规定）。
4. 新生儿、婴幼儿未写明日、月龄。
5. 处方未按照君、臣、佐、使的顺序排列，调剂、煎煮等有特殊要求的药物未标注。
6. 中药饮片名称未使用标准规范的中药饮片处方用名，医嘱和病历中名称不一致。
7. 麻醉药品（如罂粟壳）未单独开具红色处方，或红处方未注明患者身份证明编号、代办人姓名、身份证明编号等。
8. 处方中未写煎服方法或书写不全、不规范的。
9. 处方修改未签名或未注明修改日期，或药品超剂量使用未注明原因和再次签名的。
10. 开具处方未写临床诊断及中医证型或书写不全。
11. 无特殊情况下，门诊处方超过 7 日用量，急诊处方超过 3 日用量，慢性病、老年病或特殊情况下需要适当延长处方用量未注明理由的。

二、用药不适宜处方

1. 理法方药不一致。
2. 药物调整无记录，或依据不完整、不充分。
3. 药物基源或炮制品选择不恰当。
4. 药物剂量不适当，若超量未注明原因或未再次签字。
5. 处方存在相对禁忌（如妊娠慎用药、特殊人群慎用药等）未注明原因或未再次签字。
6. 联合用药不适当。
7. 用药方法（包括给药时间、次数、温度和疗程）不适当。
8. 其他用药不适宜情况的。

三、超常处方

1. 无适应证用药或理法方药相互矛盾。

2. 无正当理由开具"大处方"的。

3. 毒性中药（28 种）超剂量使用。

4. 严重违反使用禁忌的。

中药饮片处方点评表见表 5-1、表 5-2。

表 5-1　门诊中药饮片处方点评表（月报表）

医疗机构名称：　　　　　日期：　年　月　　　　　　　　　　　　点评人：

序号	科别	处方号	年龄	中医诊断	辨证	药味数	单剂处方剂量（g）	剂数	毒性药品数	是否有麻醉药品	处方医师	是否合理(0/1)	存在问题（代码）
1													
2													
3													
4													
5													
6													
7													
8													
9													
10													
11													
12													
13													
14													
15													
...													

填表说明

1. 1＝有或不合理　0＝无或合理；

2. 存在问题代码

（1）不规范处方：

1-1. 处方的前记、正文、后记内容缺项，书写不规范或者字迹难以辨认的；

1-2. 医师签名不规范或者与签名的留样不一致的；

1-3. 药师未对处方进行适宜性审核的（处方后记的审核、调配、核对、发药栏目无审核调配药师及核对发药药师签名，或者单人值班调剂未执行双签名规定）；

1-4. 新生儿、婴幼儿未写明日、月龄；

1-5. 处方未按照君、臣、佐、使的顺序排列，调剂、煎煮等有特殊要求的药物未标注；

1-6. 中药饮片名称未使用标准规范的中药饮片处方用名，医嘱和病历中名称不一致；

1-7. 麻醉药品（如罂粟壳）未单独开具红色处方，或红处方未注明患者身份证明编号、代办人姓名、身份证明编号等；

1-8. 处方中未写煎服方法或书写不全、不规范的；

1-9. 处方修改未签名并注明修改日期，或药品超剂量使用未注明原因和再次签名的；

1-10. 开具处方未写临床诊断及中医证型或书写不全；

1-11. 无特殊情况下，门诊处方超过 7 日用量，急诊处方超过 3 日用量，慢性病、老年病或特殊情况下需要适当延长处方用量未注明理由的。

（2）用药不适宜处方：

2-1. 理法方药不一致；

2-2. 药物调整未记录，或依据不完整、不充分的；

2-3. 药物基源或炮制品选择不恰当；

2-4. 药物剂量不适当，若超量未注明原因或未再次签字；

2-5. 处方中存在相对禁忌（如妊娠慎用药、特殊人群慎用药），未注明原因或未再次签字的；

2-6. 联合用药不适当；

2-7. 用药方法（包括给药时间、次数、温度和疗程）不适当；

2-8. 其他用药不适宜情况的。

（3）超常处方：

3-1. 无适应证用药或理法方药相互矛盾；

3-2. 无正当理由开具"大处方"的；

3-3. 毒性中药（28 种）超剂量使用；

3-4. 严重违反使用禁忌的

表 5-2　住院中药饮片处方点评表（月报表）

医疗机构名称：　　　　　日期：　年　月　　出院患者人次：　　　　　点评人：

序号	病历号	处方编号	年龄	中医诊断	辨证	药味数	单剂处方剂量（g）	剂数	毒性药品数	是否有麻醉药品	处方医师	是否合理（0/1）	存在问题（代码）
1		1											
		2											
		3											
		4											
		…											
2													
3													
4													
5													
6													

续表

序号	病历号	处方编号	年龄	中医诊断	辨证	药味数	单剂处方剂量(g)	剂数	毒性药品数	是否有麻醉药品	处方医师	是否合理(0/1)	存在问题(代码)
7													
8													
9													
10													
11													
12													
13													
14													
15													
……													

填表说明：同表 5-1

第二节 中成药处方点评要点

一、不规范处方

1. 处方的前记、正文、后记内容缺项，书写不规范或者字迹难以辨认的。

2. 医师签名不规范或者与签名的留样不一致的。

3. 药师未对处方进行适宜性审核的（处方后记的审核、调配、核对、发药栏目无审核调配药师及核对发药药师签名，或者单人值班调剂未执行双签名规定）。

4. 新生儿、婴幼儿处方未写明日、月龄的。

5. 中成药与中药饮片处方未分别开具。

6. 药品名称不规范。

7. 药品的剂量、规格、数量、单位等书写不规范或不清楚的。

8. 用法、用量使用"遵医嘱""自用"等含糊不清字句的。

9. 处方修改未签名或未注明修改日期，或药品超剂量使用未注明原因和再次签名的。

10. 开具处方未写临床诊断或病名、中医证型书写不全的（西医医师可不写中医证型）。

11. 单张门（急）诊处方超过五种药品的。

12. 无特殊情况下，门诊处方超过 7 日用量，急诊处方超过 3 日用量且未注明理由的。

二、用药不适宜处方

1. 超说明书适应证用药且无循证医学依据。
2. 理法方药不一致。
3. 药物调整无记录，或依据不完整、不充分。
4. 药品剂型或给药途径不适宜的。
5. 用法、用量不适宜的。
6. 联合用药不适宜的。
7. 重复给药的。
8. 其他用药不适宜情况的。

三、超常处方

1. 无适应证用药或理法方药相互矛盾。
2. 违反使用禁忌的。
3. 无正当理由使用多种中成药的。
4. 给药途径错误影响用药安全的。
5. 超剂量用药影响用药安全的。
6. 含同种成分的多种中成药叠加使用或含同种西药成分的中成药与西药叠加使用。

中成药处方点评表见表 5-3、表 5-4。

表 5-3　门诊中成药处方点评表（月报表）

医疗机构名称：　　　日期：　　年　月　　　　　　　　　　　　　　点评人：

序号	处方号	科室	年龄	西医诊断	中医诊断	证型	药品品种数	注射剂（0/1）	处方医师	是否合理（0/1）	存在问题（代码）	备注
1												
2												
3												
4												
5												
6												
7												
8												
9												
10												
11												
12												

序号	处方号	科室	年龄	西医诊断	中医诊断	证型	药品品种数	注射剂(0/1)	处方医师	是否合理(0/1)	存在问题(代码)	备注
13												
14												
15												
...												

填表说明：

1.1＝有或不合理　0＝无或合理。

2. 存在问题代码

（1）不规范处方：

1-1. 处方的前记、正文、后记内容缺项，书写不规范或者字迹难以辨认的；

1-2. 医师签名、签章不规范或者与签名、签章的留样不一致的；

1-3. 药师未对处方进行适宜性审核的（处方后记的审核、调配、核对、发药栏目无审核调配药师及核对发药药师签名，或者单人值班调剂未执行双签名规定）；

1-4. 新生儿、婴幼儿处方未写明日、月龄的；

1-5. 西药或中成药与中药饮片处方未分别开具；

1-6. 药品名称不规范；

1-7. 药品的剂量、规格、数量、单位等书写不规范或不清楚的；

1-8. 用法、用量使用"遵医嘱""自用"等含糊不清字句的；

1-9. 处方修改未签名或未注明修改日期，或药品超剂量使用未注明原因和再次签名的；

1-10. 开具处方未写临床诊断或临床诊断书写不全的；

1-11. 单张门（急）诊处方超过五种药品的；

1-12. 无特殊情况下，门诊处方超过 7 日用量，急诊处方超过 3 日用量且未注明理由的。

（2）用药不适宜处方：

2-1. 超说明书适应证用药且无循证医学依据；

2-2. 理法方药不一致；

2-3. 药物调整无记录，或依据不完整、不充分；

2-4. 药品剂型或给药途径不适宜的；

2-5. 用法、用量不适宜的；

2-6. 联合用药不适宜的；

2-7. 重复给药的；

2-8. 其他用药不适宜情况的。

（3）超常处方：

3-1. 无适应证用药或理法方药相互矛盾；

3-2. 违反使用禁忌的；

3-3. 无正当理由使用多种中成药的；

3-4. 给药途径错误影响用药安全的；

3-5. 超剂量用药影响用药安全的；

3-6. 含同种成分的多种中成药叠加使用或含同种西药成分的中成药与西药叠加使用

表 5-4 住院中成药处方点评表（月报表）

医疗机构名称： 日期： 年 月 出院病历数： 点评人：

序号	病历号	科室	年龄	西医诊断	中医诊断	证型	药品品种数	注射剂(0/1)	处方医师	是否合理(0/1)	存在问题（代码）	备注
1												
2												
3												
4												
5												
6												
7												
8												
9												
10												
11												
12												
13												
14												
15												
...												

填表说明：同表 5-3

参 考 文 献

[1] 李学林，崔瑛，曹俊岭．实用临床中药学（中药饮片部分）．北京：人民卫生出版社，2013

[2] 李学林，崔瑛，曹俊岭．实用临床中药学（中成药部分）．北京：人民卫生出版社，2013

[3] 梅全喜，曹俊岭．中药临床药学．北京：人民卫生出版社，2013

[4] 张冰．临床中药学．北京：中国中医药出版社，2012

[5] 张新平，金新政，王铁军，等．WHO 促进合理用药的核心政策及干预措施．中国卫生质量管理，2003，10（6）：40-42

[6] 吴永佩，颜青．《医院处方点评管理规范（试行）》释义与药物临床应用评价．中国药房，2010，21（38）：3553-3557

[7] 吴晓玲，谢奕丹．医院处方点评模式的研究．医药导报，2010，29（1）：1-4

[8] 董友军，董亚丽．对影响合理用药评价标准有效性的问题探讨．华西医药，2010，25（1）：171-173

[9] 刘宪军，赵志刚．我国处方点评制度剖析与思考．药品评价，2012，9（11）：12-15

[10] 蔡芸，王睿．信息及决策支持系统在合理用药中的应用进展．中国药房，2006，17（18）：1424-1426

[11] 北京市卫生计生委．北京市医疗机构处方专项点评指南（试行）．2012

[12] 梅全喜，曾聪彦，吴惠妃．中药处方点评实施要点探讨．中国医院药学杂志，2013，33（15）：1272-1275

[13] 金锐，王宇光，薛春苗，等．中成药处方点评的标准与尺度探索（一）：超说明书剂量用药．中国医院药学杂志，2015，35（6）：473-477

[14] 金锐，王宇光，薛春苗，等．中成药处方点评的标准与尺度探索（二）：重复用药．中国医院药学杂志，2015，35（7）：565-570

[15] 金锐，王宇光，薛春苗，等．中成药处方点评的标准与尺度探索（三）：十八反、十九畏配伍禁忌．中国医院药学杂志，2015，35（11）：969-975，1007

[16] 金锐，王宇光，薛春苗，等．中成药处方点评的标准与尺度探索（四）：适应证不适宜．中国医院药学杂志，2015，35（13）：1161-1167

[17] 巩洋阳，孟菲，李学林．中药饮片剂量研究内容与方法探讨．中医药临床杂志，2016，28（1）：27-29

附　录

附录1　28种医疗用毒性中药用法与用量

序号	品　种	用量	用法	外用
1	红粉			外用适量，研极细粉单用或与其他药味配成散剂或制成药捻
2	斑蝥	0.03～0.06g	炮制后多入丸散用	外用适量，研末或浸酒醋，或制油膏涂敷患处，不宜大面积用
3	闹羊花	0.6～1.5g	浸酒或入丸散	外用适量，煎水洗
4	生巴豆			外用适量，研末涂患处，或捣烂以纱布包擦患处
5	生草乌			一般炮制后用
6	生川乌			一般炮制后用
7	生马钱子	0.3～0.6g	炮制后入丸散用	
8	生天仙子	0.06～0.6g		
9	蟾酥	0.015～0.03g	多入丸散	外用适量
10	生附子	3～15g	先煎、久煎	
11	生甘遂	0.5～1.5g	炮制后多入丸散用	外用适量，生用
12	生狼毒			熬膏外敷
13	生千金子	1～2g	去壳，去油用，多入丸散服	外用适量，捣烂敷患处
14	轻粉	内服每次0.1～0.2g，一日1～2次	多入丸剂或装胶囊服，服后漱口	外用适量，研末掺敷患处
15	生半夏	.3～9g	内服一般炮制后使用	外用适量，磨汁涂或研末以酒调敷患处
16	生天南星			外用生品适量，研末以醋或酒调敷患处

续表

序号	品　种	用量	用法	外用
17	雄黄	0.05～0.1g	入丸散用	外用适量，熏涂患处
18	洋金花	0.3～0.6g	宜入丸散；亦可作卷烟分次燃吸（一日量不超过1.5g）	外用适量
19	生白附子	3～6g	一般炮制后用	外用生品适量捣烂，熬膏或研末以酒调敷患处
20	红娘虫	0.05～0.1g		外用适量
21	砒　石（红砒、白砒）	内服0.03～0.075g	入丸散用	外用研末调敷或入膏药中贴之
22	砒霜	0.009g	入丸散用	外用适量
23	青娘虫	0.05～0.1g		外用适量
24	水银			外用适量。和他药研细末点、搽患处
25	生藤黄	0.03～0.06g	炮制后内服入丸剂	外用适量，研末调敷，磨汁涂或熬膏涂患处
26	雪上一枝蒿			
27	白降丹		不可内服	外用适量
28	红升丹		不可内服	外用适量，研极细粉单用或与其他药味配成散剂或制成药捻。外用亦不可持久用

附录 2　有毒中药饮片用法与用量

序号	品　种	毒性	用　量	用　法	外　用
1	*红粉	有大毒			外用适量，研极细粉单用或与其他药味配成散剂或制成药捻
2	*斑蝥	有大毒	0.03～0.06g	炮制后多入丸散用	外用适量，研末或浸酒醋，或制油膏涂敷患处，不宜大面积用
3	*闹羊花	有大毒	0.6～1.5g	浸酒或入丸散	外用适量，煎水洗
4	*生巴豆	有大毒			外用适量，研末涂患处，或捣烂以纱布包擦患处

续表

序号	品　种	毒性	用　　量	用　　法	外　　用
5	＊生草乌	有大毒			一般炮制后用，生品内服宜慎
6	＊生川乌	有大毒			炮制后用，生品内服宜慎
7	＊生马钱子	有大毒	0.3～0.6g	炮制后入丸散用	
8	＊生天仙子	有大毒	0.06～0.6g		
9	＊蟾酥粉	有毒	0.015～0.03g	多入丸散	外用适量
10	＊生附子	有毒	3～15g	先煎、久煎	
11	＊生甘遂	有毒	0.5～1.5g	炮制后多入丸散用	外用适量，生用
12	＊生狼毒	有毒			熬膏外敷
13	＊生千金子	有毒	1～2g	去壳，去油用，多入丸散服	外用适量，捣烂敷患处
14	＊轻粉	有毒	内服每次 0.1～0.2g，一日 1～2 次	多入丸剂或装胶囊服，服后漱口	外用适量，研末掺敷患处
15	＊生半夏	有毒	3～9g	内服一般炮制后使用	外用适量，磨汁涂或研末以酒调敷患处
16	＊生天南星	有毒			外用生品适量，研末以醋或酒调敷患处
17	＊雄黄粉	有毒	0.05～0.1g	入丸散用	外用适量，熏涂患处
18	＊洋金花	有毒	0.3～0.6g	宜入丸散；亦可作卷烟分次燃吸（一日量不超过 1.5g）	外用适量
19	＊生白附子	有毒	3～6g	一般炮制后用	外用生品适量捣烂，熬膏或研末以酒调敷患处
20	巴豆霜	有大毒	0.1～0.3g	多入丸散用	外用适量
21	制马钱子	有大毒	0.3～0.6g	炮制后入丸散用	外用不宜大面积涂敷
22	白屈菜	有毒	9～18g		
23	蓖麻子	有毒	2～5g		外用适量
24	常山	有毒	5～9g		
25	炒白果仁	有毒	5～10g		
26	炒苍耳子	有毒	3～10g		

附　　录

序号	品　种	毒性	用　　量	用　　法	外　　用
27	炒牵牛子	有毒	3～6g。入丸散服，每次1.5～3g		
28	臭灵丹草	有毒	9～15g		
29	醋甘遂	有毒	0.5～1.5g	炮制后多入丸散用	外用适量，生用
30	醋芫花	有毒	1.5～3g。醋芫花研末吞服，一次0.6～0.9g，一日1次		外用适量
31	干漆	有毒	2～5g		
32	华山参	有毒	0.1～0.2g		
33	金钱白花蛇	有毒	2～5g；研粉吞服1～1.5g		
34	京大戟	有毒	1.5～3g；入丸散服，每次1g	内服醋制用	外用适量，生用
35	苦楝皮	有毒	3～6g		外用适量，研末，用猪脂调敷患处
36	两头尖	有毒	1～3g		外用适量
37	蜜罂粟壳	有毒	3～6g		
38	木鳖子仁	有毒	0.9～1.2g		外用适量，研末，用油或醋调涂患处
39	蕲蛇	有毒	3～9g；研末吞服，一次1～1.5g，一日2～3次		
40	千金子霜	有毒	0.5～1g	多入丸散服	外用适量
41	全蝎	有毒	3～6g		
42	三颗针	有毒	9～15g		
43	山豆根	有毒	3～6g		
44	商陆	有毒	3～9g		外用适量，煎汤熏洗
45	土荆皮	有毒			外用适量，醋或酒浸涂擦，或研末调涂患处
46	蜈蚣	有毒	3～5g		
47	仙茅	有毒	3～10g		
48	香加皮	有毒	3～6g		
49	罂粟壳	有毒	3～6g		
50	制草乌	有毒	1.5～3g	先煎、久煎	
51	制川乌	有毒	1.5～3g	先煎、久煎	

序号	品　种	毒性	用　　量	用　法	外　用
52	制硫黄	有毒	1.5～3g	炮制后入丸散	外用适量，研末油调涂敷患处
53	制天南星	有毒	3～9g		
54	朱砂粉	有毒	0.1～0.5g	多入丸散服，不宜入煎剂	外用适量
55	艾叶	有小毒	3～9g		外用适量，供灸治或熏洗用
56	北豆根	有小毒	3～9g		
57	草乌叶	有小毒	1～1.2g	多入丸散用	
58	炒川楝子	有小毒	5～10g		外用适量，研末调涂
59	炒苦杏仁	有小毒	5～10g	生品入煎后下	
60	大皂角	有小毒	1～1.5g	多入丸散用	外用适量，研末吹鼻取嚏或研末调敷患处
61	地枫皮	有小毒	6～9g		
62	丁公藤	有小毒	3～6g	用于配制酒剂，内服或外搽	
63	飞扬草	有小毒	6～9g		外用适量，煎水洗
64	鹤虱	有小毒	3～9g		
65	红大戟	有小毒	1.5～3g	入丸散服，每次 1g；内服醋制用	外用适量，生用
66	急性子	有小毒	3～5g		
67	蒺藜	有小毒	6～10g		
68	金铁锁	有小毒	0.1～0.3g	多入丸散服	外用适量
69	九里香	有小毒	6～12g		
70	榼藤子	有小毒	10～15g	不宜生用	
71	苦木	有小毒	枝 3～4.5g；叶 1～3g		外用适量
72	两面针	有小毒	5～10g		外用适量，研末调敷或煎水洗患处
73	绵马贯众	有小毒	4.5～9g		
74	绵马贯众炭	有小毒	5～10g		

续表

序号	品　种	毒性	用　量	用　法	外　用
75	南鹤虱	有小毒	3～9g		
76	蛇床子	有小毒	3～10g		外用适量，多煎汤熏洗，或研末调敷
77	烫水蛭	有小毒	1～3g		
78	土鳖虫	有小毒	3～10g		
79	小叶莲	有小毒	3～9g	多入丸散服	
80	鸦胆子	有小毒	0.5～2g	用龙眼肉包裹或装入胶囊吞服	外用适量
81	翼首草	有小毒	1～3g		
82	制吴茱萸	有小毒	2～5g		外用适量
83	重楼	有小毒	3～9g		外用适量，研末调敷
84	猪牙皂	有小毒	1～1.5g	多入丸散用	外用适量，研末吹鼻取嚏或研末调敷患处
85	紫萁贯众	有小毒	5～9g		

注："＊"为28种医疗用毒性中药中包含的中药饮片

附录3　需要特殊煎煮的中药饮片

先煎	石膏、赤石脂、磁石、紫石英、赭石、青礞石、花蕊石、自然铜、牡蛎、石决明、珍珠母、蛤壳、瓦楞子、龟甲、鳖甲、水牛角
	制川乌、制草乌、制附子
后下	豆蔻、砂仁、鱼腥草、薄荷、降香、青蒿、徐长卿、大黄、钩藤、番泻叶
包煎	蒲黄、葶苈子、滑石粉、车前子、旋覆花、辛夷、海金沙
另煎	人参、西洋参、冬虫夏草
烊化	阿胶、鹿角胶、龟甲胶
冲服	三七粉、鹿茸、羚羊角、琥珀、雷丸
溶化	芒硝、玄明粉等

附录 4　常用中成药品种分类

分类	二级分类	三级分类	药 品 名 称	儿科专用中成药
解表剂	辛温解表	/	表实感冒颗粒、风寒感冒颗粒、感冒清热口服液（软胶囊、颗粒、咀嚼片、胶囊）、感冒软胶囊、荆防颗粒（合剂）、伤风停片（胶囊）、桂枝合剂（颗粒）、正柴胡饮胶囊（颗粒）、表虚感冒颗粒、都梁软胶囊（丸、滴丸）、感冒疏风丸（颗粒、胶囊）、九味羌活丸（口服液、颗粒、片）、柴连口服液、午时茶颗粒（胶囊）、调胃消滞丸	解肌宁嗽片（丸、口服液）、小儿清感灵片
	辛凉解表	/	风热感冒片、感冒清片（胶囊）、感冒退热颗粒（胶囊、泡腾片）、金羚感冒片（胶囊）、精制银翘解毒片（胶囊）、抗感颗粒（口服液、泡腾片、胶囊）、羚翘解毒片（丸、颗粒、口服液）、羚羊感冒胶囊（软胶囊、片、颗粒、口服液）、清热灵颗粒、桑菊感冒颗粒（片、丸、糖浆、口服液、散）、桑菊银翘散、感冒舒颗粒、强力感冒片、双黄连含片（口服液、糖浆、注射液、粉针剂、滴注液、软胶囊、片、泡腾片、颗粒、咀嚼片、胶囊、合剂）、维 C 银翘片（颗粒）、银翘解毒丸（软胶囊、口服液、颗粒、合剂、片、胶囊）、银翘伤风胶囊、治感佳胶囊（片）、重感灵片、柴胡口服液（滴丸）、柴胡注射液、柴黄口服液（软胶囊、片、颗粒、胶囊）、热可平注射液、风热清口服液、感冒消炎片、桑姜感冒片（糖浆、散、颗粒、合剂）、感冒止咳颗粒（胶囊、合剂、糖浆）、芎菊上清丸（片、颗粒）、芙朴感冒颗粒（胶囊）、苦甘颗粒	小儿百寿丸、小儿风热清颗粒（合剂）、小儿感冒茶（颗粒、口服液、片）、小儿感冒宁糖浆、小儿解表颗粒（口服液）、小儿清咽颗粒、小儿退热口服液、儿童清热口服液、小儿热速清糖浆（口服液、颗粒）、小儿金丹片、健儿清解液
	表里双解	/	双清口服液（合剂）、清瘟解毒片、葛根芩连片（口服液、颗粒、胶囊、丸）、防风通圣丸（颗粒）、上清丸（胶囊、片）	/
	扶正解表	/	参苏丸（片、颗粒、胶囊）	/
清热剂	清热泻火	/	黄连上清片（丸、颗粒、胶囊）、栀子金花丸、一清颗粒（软胶囊、胶囊）、导赤丸、三黄片（丸、胶囊）、醒脑降压丸、牛黄上清胶囊（丸、软胶囊、片）、清火片（胶囊）、新清宁片（胶囊）、夏枯草膏（口服液、颗粒、片、胶囊）、黄连胶囊、大黄清胃丸、复方牛黄清胃丸、清胃黄连丸、牛黄清胃丸	/
	清热解毒	/	连翘败毒丸、麝香牛黄丸、鱼金注射液、复方大青叶合剂（注射液、颗粒）、消炎退热颗粒（胶囊、合剂）、牛黄消炎灵丸（胶囊、片、丸、软胶囊）、牛黄解毒胶囊（片、丸、软胶囊）、莲必治注射液、金莲清热颗粒（泡腾片、胶囊）、金莲花软胶囊（口服液、片、胶囊、分散片、滴丸、颗粒）、复方南板蓝根颗粒（片）、复方蒲公英注射液、新雪颗粒（丸、片、胶囊）、清开灵胶囊（软胶囊、片、泡腾片、颗粒、分散片、口服液、滴丸）、穿心莲片（丸、软胶囊、胶囊、注射液）、热炎宁颗粒（胶囊、片、合剂）、莲芝消炎滴丸（胶囊、片）、活血消炎丸、清血内消丸、牛黄醒消丸、京制牛黄解毒丸（片）、芩连片（丸、颗粒、胶囊）、复方双花口服液（片、颗粒、糖浆、咀嚼片）、猴耳环消炎片（胶囊、颗粒）、六应丸、功劳去火片（胶囊）、复方红根草片、板蓝根颗粒（茶、糖浆、软胶囊、片、泡腾片、咀嚼片、含片、滴丸）、新癀片、牛黄消炎丸（片）、六神丸	小儿咽扁颗粒、小儿化毒胶囊（散）、腮腺炎片、万应锭、赛金化毒颗粒、小儿清热宁颗粒

分类	二级分类	三级分类	药品名称	儿科专用中成药
清热剂	清热凉血	/	五福化毒丸、六味消痔片、痔宁片、痔康片、痔特佳片、地榆槐角丸、痔炎消颗粒	/
和解剂	和解少阳	/	少阳感冒颗粒、小柴胡颗粒(泡腾颗粒、片、泡腾片)	/
	调和肝脾	/	逍遥丸(片、颗粒、合剂、软胶囊、口服液)、加味逍遥口服液(丸、胶囊、颗粒、片)、肝达康颗粒(片、胶囊)、五灵丸、乙肝灵丸(胶囊)、四逆散	/
	调和肠胃	/	/	
祛暑剂	清暑利湿	/	六一散、益元散	
	解毒辟秽	/	痧药、避瘟散、紫金锭(散)、红灵散、暑症片	
	祛暑和中	/	十滴水酊剂(软胶囊、胶丸)、六合定中丸、四正丸	
	清热祛暑	/	清热银花糖浆、暑热感冒颗粒、清暑解毒颗粒、甘露消毒丸、金银花露	/
	祛暑解表	/	纯阳正气丸(胶囊)、沙溪凉茶颗粒(茶)、暑湿感冒颗粒、保济丸(口服液)	
	益气清暑	/	清暑益气丸	香苏正胃丸
开窍剂	凉开	/	绿雪胶囊、牛黄清热胶囊(散)、万氏牛黄清心丸(片)、紫雪丹剂(口服液)、安宫牛黄丸(散、片、胶囊)、局方至宝丸、牛黄清宫丸、牛黄醒脑丸、清开灵注射液、醒脑静注射液、通窍镇痛散、珍黄安宫片、瓜霜退热灵胶囊	
	温开	/	神香苏合丸、苏合香丸、十香返生丸	/
泻下剂	寒下	/	通便宁片、九制大黄丸、牛黄至宝丸、当归龙荟丸(片)、清泻丸、清宁丸、莫家清宁丸	/
	润下	/	通便灵胶囊(茶)、麻仁胶囊(丸、软胶囊、合剂)、麻仁润肠丸(软胶囊)、麻仁滋脾丸、通幽润燥丸	
	温下	/	苁蓉通便口服液	/
	通腑降浊(攻补兼施)	/	尿毒清颗粒、肾衰宁(片)	/
	峻下逐水(逐水)	/	舟车丸、控涎丸	/
理气剂	疏肝理气(理气疏肝)	/	柴胡舒肝丸、平肝舒络丸、舒肝止痛丸、胆乐胶囊、澳泰乐颗粒(胶囊、片)、护肝片(胶囊、颗粒)	/
	理气和中	/	越鞠丸(片)、越鞠保和丸、左金丸(胶囊、片)、加味左金丸、舒肝平胃丸、戊己丸、宽胸舒气化滞丸、舒肝健胃冲剂(丸、口服液)、朴沉化郁丸、调胃舒肝丸、复方陈香胃片、健胃愈疡片(颗粒、胶囊)、平安丸、气滞胃痛颗粒(片、胶囊)、和胃片、猴头健胃灵胶囊、胃逆康胶囊、健胃片、木香分气丸、胃苏颗粒、十香止痛丸、复方胃宁片、六味木香胶囊(散)、胃药胶囊、胃脘舒颗粒、养胃	

分类	二级分类	三级分类	药品名称	儿科专用中成药
理气剂	理气和中	/	宁胶囊、珍珠胃安丸、乌贝散（颗粒、胶囊）、快胃片、四方胃片（胶囊）、溃疡胶囊、木香顺气丸（颗粒）、苏南山肚痛丸、肝脾康胶囊、中满分消丸、摩罗丹、溃得康颗粒、三九胃泰胶囊（颗粒）、胃苏颗粒、香砂平胃丸（颗粒、散）、舒肝和胃丸（口服液）、沉香化气丸（片、胶囊）、沉香舒气丸、开胸顺气丸（胶囊）	/
祛湿剂	清热利湿	/	肾炎灵胶囊、肾炎四味胶囊（颗粒、片、丸）、复肾宁胶囊（片）、炎宁颗粒（片、胶囊）、肾炎解热片	/
	清肝利胆	/	当飞利肝宁胶囊（片）、肝炎康复丸、金龙舒胆颗粒、利肝片、乙肝解毒胶囊、乙肝清热解毒胶囊（颗粒、片）、肝福颗粒、鸡骨草胶囊、肝宁片、清肝利胆胶囊（口服液）、双虎清肝颗粒、茵山莲颗粒、青叶胆片、利肝隆胶囊（颗粒、片）、强肝胶囊（颗粒、片、糖浆、丸）、乙肝宁颗粒（片）、复方益肝丸、胆石通胶囊、胆石清片、金胆片、茵胆平肝胶囊、利胆排石颗粒（片）、乌军治胆丸、消炎利胆胶囊（颗粒、片）、益胆灵胶囊（片）、胆宁片、复方胆通片、复方益肝灵片、肝舒乐颗粒、黄疸肝炎丸、苦黄注射液、利胆片、龙胆泻肝丸（颗粒、口服液）、胰胆炎合剂、茵栀黄口服液（颗粒、注射液）、茵陈五苓丸、茵莲清肝合剂	/
	利湿通淋	/	八正合剂（胶囊、颗粒、片）、荡涤灵颗粒、分清五淋丸、复方石淋通胶囊（片）、复方石韦片、金钱草片、泌尿宁颗粒、尿感宁颗粒、清淋颗粒、热淋清胶囊（颗粒、片）、三金胶囊（颗粒、片）、肾舒颗粒、五淋丸、复方金钱草颗粒、净尿灵胶囊、尿路通片、肾石通颗粒、消石片、排石颗粒、石淋通片、五淋化石丸（胶囊）、结石通片、癃清胶囊（片）、癃闭舒胶囊（片）、前列回春胶囊（丸）、男康片、前列通胶囊（片）	/
	温化水湿	/	五苓胶囊（片、散）、强肾颗粒（片）、肾康宁胶囊（颗粒、片）、肾炎舒胶囊（颗粒、片）、肾炎消肿片、肾炎康复片、泽桂癃爽胶囊（片）、癃闭通胶囊、前列舒乐胶囊（颗粒、片）、萆薢分清丸	/
	化湿和胃	/	藿香正气丸（口服液、片、合剂、滴丸、软胶囊、颗粒）	/
止泻剂	祛湿止泻	/	肠康片、加味香连丸、痢必灵片、痢特敏片、连蒲双清片、香连化滞片（丸）、香连胶囊（片、丸）、泻痢消胶囊、白蒲黄片、肠胃适胶囊、肠炎宁片（糖浆）、枫蓼肠胃康合剂（胶囊、颗粒）、复方黄连素片、复方苦参肠炎康片、腹可安片、克泻灵胶囊（片）、胃肠宁颗粒（片）、复方仙鹤草肠炎胶囊、止泻利颗粒	/
	健脾止泻	/	/	小儿泻速停颗粒、小儿泻痢片、泻定胶囊、儿泻停颗粒、止泻灵片（颗粒、糖浆）、幼泻宁颗粒、小儿腹泻宁袋泡剂（糖浆）、健脾康儿片、小儿

续表

分类	二级分类	三级分类	药品名称	儿科专用中成药
止泻剂	健脾止泻	/		健脾颗粒（丸、口服液）、小儿止泻安颗粒
	固肠止泻	/	固肠止泻丸（胶囊）、四神丸（片）、固本益肠片（胶囊）、补脾益肠丸	/
治风剂	疏散外风	/	川芎茶调袋泡剂（颗粒、口服液、片、散、丸）、天麻头痛片、通天口服液、清眩片（丸）、镇脑宁胶囊	/
	平肝息风	/	安宫降压丸、复方罗布麻颗粒（片）、脑立清胶囊（丸、片）、杜仲双降袋泡剂、天麻头风灵胶囊、复方羚角降压片、心脑静片、牛黄降压胶囊（丸、片）、晕可平颗粒、降压平片、山菊降压片（山楂降压片、丸、胶囊）、清脑降压片（胶囊、颗粒）、清肝降压胶囊、全天麻胶囊（片）、天麻首乌片、晕痛定片、羚羊角胶囊、清眩治瘫丸、玉真散、强力天麻杜仲胶囊（丸）、羚羊角注射液、琥珀抱龙丸	/
	息风化痰	/	眩晕宁颗粒（片）、晕复静片、半夏天麻丸、醒脑再造胶囊（丸）、再造丸、医痫丸、癫痫宁片、羊痫疯丸、补脑丸、复方蛇胆陈皮末、牛黄清心丸（局方）	牛黄抱龙丸、八宝惊风散
祛痰止咳平喘剂	清热化痰止咳平喘	/	良园枇杷叶膏、川贝枇杷糖浆（颗粒、口服液、片、露、胶囊）、强力枇杷露（口服液、颗粒、胶囊）、清肺化痰丸、三号蛇胆川贝片、三蛇胆川贝糖浆（膏）、蛇胆川贝散（口服液、胶囊、软胶囊、含片）、射麻口服液、牛黄蛇胆川贝散（滴丸、液、软胶囊、胶囊、片）、清肺抑火丸（片、胶囊、膏）、清气化痰丸、祛痰灵口服液、鱼腥草注射液、灯台叶片（颗粒）、复方鲜竹沥液、橘红丸（片、颗粒、胶囊）、竹沥达痰丸、礞石滚痰丸（片）、黛蛤散、克咳胶囊（片）、除痰止嗽丸、复方百部止咳糖浆（颗粒）、金贝痰咳清颗粒、芒果止咳片、枇杷止咳颗粒（胶囊）、强力止咳宁胶囊、芩暴红止咳片（胶囊、颗粒、合剂、口服液）、清热镇咳糖浆、岩果止咳液、止咳橘红丸（胶囊、颗粒、口服液）、止嗽化痰丸（胶囊、颗粒）、羊胆丸、止咳枇杷糖浆（颗粒、合剂）、羚羊清肺丸（胶囊、颗粒）、治咳川贝枇杷糖浆（滴丸）、风热咳嗽胶囊（丸）、二母安嗽丸（颗粒、片）、解热清肺糖浆、清肺消炎丸、葶贝胶囊、止咳平喘糖浆、止嗽定喘合剂（片、丸）、止嗽咳喘宁糖浆、海珠喘息定片、止喘灵合剂（注射液）、咳喘宁合剂（片）、蠲哮片、降气定喘丸、百咳静糖浆、急支糖浆、咳嗽枇杷糖浆、痰咳清片	/
	润肺化痰止咳平喘	/	参贝北瓜膏（颗粒）、养阴清肺膏（丸、糖浆、颗粒、合剂）、二冬膏、橘红梨膏、蜜炼川贝枇杷膏（含片）、枇杷叶膏（糖浆）、润肺膏、二母宁嗽丸（颗粒）、秋燥感冒颗粒、川贝雪梨膏（糖浆）、罗汉果玉竹颗粒、雪梨止咳糖浆、蛇胆川贝枇杷膏、润肺止嗽丸	/
	散寒化痰止咳平喘	/	苓桂咳喘宁胶囊、消咳喘糖浆（片、颗粒、胶囊）、华山参片（滴丸）、满山红油胶囊（滴丸）、定喘膏、痰饮丸、桂龙咳喘宁胶囊（片、膏、颗粒）、复方川贝精片（颗粒、胶囊）、参茸黑锡丸、小青龙胶囊（合剂、口服液、颗粒）、止咳宝片、止嗽立效丸（胶囊）、风寒咳嗽颗粒（丸）、宁嗽露糖浆、杏苏止咳颗粒（糖浆、口服液）、镇咳宁颗粒（胶囊、片、口服液、滴丸）、止咳宁嗽胶囊、通宣理肺丸（颗粒、胶囊、片）、止嗽青果丸（口服液）	/

分类	二级分类	三级分类	药 品 名 称	儿科专用中成药
祛痰止咳平喘剂	燥湿化痰止咳平喘	/	二陈丸(合剂)、牡荆油胶丸(滴丸、乳)、蛇胆陈皮胶囊(液、散、片、口服液)、复方满山红糖浆、远志酊(糖浆、流浸膏、滴丸)、橘贝半夏颗粒、橘红化痰片(丸、胶囊)、桔梗冬花片(颗粒)、橘红痰咳颗粒(煎膏、合剂)、祛痰止咳颗粒(胶囊)、痰咳净片(散)、杏仁止咳糖浆(口服液、颗粒)、咳喘顺丸	/
	补肺益肾纳气平喘	/	恒制咳喘胶囊、理气定喘丸、人参保肺丸、复方蛤青片(胶囊、注射液)、如意定喘片、咳宁颗粒(糖浆)、固本咳喘片(胶囊)、补金片(胶囊)、固肾定喘丸、补肾防喘片、蛤蚧定喘丸(胶囊)、七味都气丸、金水宝片(胶囊)、百令胶囊、苏子降气丸	/
消导剂	消积(食)导滞	/	六味安消胶囊(散、片)、槟榔四消丸(片)、沉香化滞丸、木香槟榔丸、胃力片(胶囊)、烂积丸、保和丸(颗粒、液、片、咀嚼片、口服液)、大山楂丸(片、颗粒、咀嚼片)、山楂化滞丸、加味保和丸、调中四消丸、枳实导滞丸	疳积散、小儿化食丸(口服液)、清胃保安丸、一捻金(胶囊)、小儿泄泻停颗粒、消食退热糖浆、小儿康颗粒、儿童清热导滞丸
	健脾(胃)消食	/	健脾丸(糖浆、颗粒)、健胃消食片(颗粒、口服液)、香果健消片(胶囊)、枳术丸(颗粒)、醒脾开胃颗粒、和中理脾丸、胃得安片(胶囊)、香砂枳术丸、开胃山楂丸	小儿消食颗粒(咀嚼片、片)、健儿消食口服液(合剂)、小儿肠胃康颗粒、抱龙丸、复方消食颗粒、健儿素颗粒、健脾消食丸、婴儿健脾胶囊(颗粒、口服液)、儿宝膏(颗粒)、儿康宁糖浆、健儿糖浆、化积颗粒(片、散、口服液)、健儿乐颗粒、利儿康口服液(合剂)、小儿胃宝丸(片)、小儿香橘丸、胃肠安丸、香苏调胃片、乐儿康糖浆、小儿肝炎颗粒

分类	二级分类	三级分类	药 品 名 称	儿科专用中成药
安神剂	补养安神	/	芪冬颐心口服液(颗粒)、天王补心丸(液、片、丹)、柏子养心丸(片、胶囊)、安神补心丸(胶囊、颗粒、片)、养血安神丸(糖浆、片、颗粒)、抗脑衰胶囊、安神胶囊、枣仁安神颗粒(液、胶囊)、养阴镇静片(丸)、益心宁神片、夜宁糖浆(颗粒、口服液、胶囊、合剂)、安神补脑液(颗粒、口服液、胶囊、软胶囊、片)、脑乐静(颗粒、胶囊、糖浆)、七叶神安片(滴丸)、紫芝多糖片、养心定悸口服液(颗粒、胶囊、膏)、安神健脑液、脑力静糖浆(颗粒、胶囊)、眠安宁(颗粒、口服液、合剂)、北芪五加片、乌灵胶囊、健脑丸(胶囊)、活力源片(口服液、胶囊)、健脑安神片、益脑胶囊(片)、五味子糖浆(颗粒)、滋肾宁神丸、神衰康颗粒(胶囊)、五加参精、刺五加脑灵液(胶囊)、强力脑清素片	
	重镇安神	/	泻肝安神丸(胶囊)	/
	疏郁安神(疏肝解郁)	/	解郁安神颗粒(胶囊)	/
活血剂	活血化瘀	/	竹叶椒片、益心酮软胶囊(胶囊、片、分散片、滴丸)、丹参颗粒(片、注射液)、双丹颗粒(口服液、胶囊、膏)、心达康胶囊(片、软胶囊)、心脑舒通片(胶囊)、银杏叶片(胶囊、软胶囊、口服液、滴剂、滴丸、分散片、酊剂)、灯盏花颗粒、灯盏细辛胶囊(软胶囊、注射液)、通脉颗粒(胶囊)、血塞通片(分散片、泡腾片、胶囊、软胶囊、注射液、颗粒、滴丸)、消栓通络胶囊(颗粒、片)、脑震宁颗粒、愈风宁心片(颗粒、胶囊、口服液、滴丸)、脑脉泰胶囊、脑得生胶囊(咀嚼片、丸、颗粒)、益脑复健胶囊、活血解毒丸、保心片(颗粒)、丹七片、灯盏花素(片、滴丸、注射液)	/
	行气活血	/	安胃片、九气拈痛丸(胶囊)、清胰利胆颗粒、胃康胶囊、元胡止痛片(颗粒、分散片、软胶囊、口服液、滴丸)、荜铃胃痛颗粒、盾叶冠心宁片、复方丹参滴丸(颗粒、片、含片、口服液、胶囊、软胶囊)、冠脉宁片(胶囊)、冠心安口服液(滴丸)、冠心丹参片(颗粒、胶囊、滴丸、软胶囊)、心脉通片、心宁片、血府逐瘀口服液(颗粒、胶囊、片、泡腾片)、冠心康片(颗粒)、冠心苏合丸(软胶囊、咀嚼片、胶囊、滴丸)、精制冠心软胶囊(颗粒、片、胶囊)、可达灵片、乐脉丸(颗粒、胶囊)、舒心降脂片、速效救心丸、心可舒片(咀嚼片、颗粒、胶囊)、地奥心血康片(口服液、胶囊)、黄杨宁片、麝香心脑乐片(胶囊)、夏天无片(胶囊、注射液)、和络舒肝片(胶囊)、中华肝灵片(胶囊)、香丹注射液、醒消丸、强力脑心康片(口服液、胶囊)、尿塞通片(胶囊)	/
	益气活血	/	血栓心脉宁片(胶囊)、山玫片(胶囊)、心痛康片(胶囊)、心脑康片(胶囊)、正心泰片(颗粒、胶囊)、胃肠复元膏、胃乃安胶囊、舒心口服液(颗粒、糖浆)、冠心静片、参芍片(胶囊)、山海丹片(颗粒、胶囊)、通心络胶囊、心舒宝片(胶囊)、养心氏片、镇心痛口服液(颗粒)、诺迪康颗粒(胶囊、口服液)、脉络通片(颗粒、胶囊)、心可宁胶囊、活心丸、消栓通颗粒、脑安片(颗粒、滴丸、胶囊)、消栓颗粒(口服液、胶囊)、心通颗粒(胶囊、口服液)、通脉宝膏、通塞脉片、软脉灵口服液(合剂)、益脑宁片(胶囊)	/

分类	二级分类	三级分类	药品名称	儿科专用中成药
活血剂	滋阴活血	/	冠心生脉口服液(丸)、滋心阴口服液(颗粒、胶囊)、脉络宁口服液、脉络宁注射液、康尔心颗粒(胶囊)、洛布桑胶囊(口服液)、心荣口服液(颗粒、胶囊)、益心复脉颗粒、益心口服液(胶囊)、益心舒胶囊(片、颗粒)、益心通脉颗粒、复方血栓通胶囊(软胶囊、片、颗粒、滴丸)、宁心宝胶囊(口服液)	
	祛瘀化痰(活血化痰)	/	偏瘫复原丸、麝香抗栓胶囊(丸)、人参再造丸、中风回春丸(片、胶囊)、抗栓再造丸	/
	温阳活血	/	心宝丸、益心丸、麝香保心丸、灵宝护心丹	/
	化瘀消癥	/	化癥回生片、脑血康片(颗粒、胶囊、滴丸、口服液、丸)	/
止血剂		/	裸花紫珠片(颗粒、胶囊、分散片)、景天三七糖浆剂、三七血伤宁胶囊(散)、云南红药散(胶囊)、止血定痛片、三七片(胶囊)、固本统血颗粒、益气止血颗粒、止红肠澼丸、血康胶囊(颗粒、口服液)、溃平宁颗粒、紫珠止血液、止血宝片(颗粒、胶囊)、紫地宁血散、槐角丸、四红丹、脏连丸、荷叶丸、江南卷柏片、血美安片(胶囊)、复方拳参片	/
补益剂	补气	/	复胃散胶囊、胃舒宁颗粒、香砂六君丸、养胃颗粒(片)、开胃健脾丸、海洋胃药、补中益气丸(颗粒、口服液、合剂)、启脾丸(口服液)、人参健脾丸(片)、参苓白术散(颗粒、丸)、参苓健脾胃颗粒、六君子丸、参芪片(糖浆)、四君子丸(颗粒、合剂)、补气升提片、熊胆救心丹、黄芪注射液(片、颗粒)、刺五加片(颗粒、胶囊)、参芪五味子片(颗粒、胶囊)	/
	补阳	/	杜仲补天素片、桂附地黄丸(颗粒、胶囊、片)、济生肾气丸(片)、青蛾丸、腰肾膏、杜仲颗粒、肠胃宁片、龟龄集、龟鹿补肾丸(胶囊、口服液)、回春胶囊、健脑补肾丸、深海龙胶囊、全鹿丸、普乐安胶囊(片)、前列舒丸、右归丸(胶囊)、强龙益肾胶囊、海龙蛤蚧口服液、海马多鞭丸、强阳保肾丸、温肾助阳药酒、蚕蛾公补片、仙乐雄胶囊、颐和春胶囊、添精补肾膏、巴戟口服液、肾宝合剂、延龄长春胶囊、蛮龙液、健阳片、益肾灵颗粒(胶囊)	/
	补血	/	益血生胶囊	/
	补阴	/	百合固金丸(片、颗粒、口服液)、大补阴丸、胃乐新颗粒、鱼鳔丸、河车大造丸、左归丸、麦味地黄口服液(丸、胶囊、片)、抗痨胶囊、慢肝养阴胶囊(片)、胃安胶囊、驻车丸、养胃舒胶囊(颗粒)、养阴清胃颗粒、阴虚胃痛颗粒(片、胶囊)、益龄精、二至丸、归芍地黄丸、杞菊地黄丸(片、胶囊、口服液)、养阴降压胶囊、维血宁颗粒(糖浆)、六味地黄胶囊(颗粒、口服液、片、软胶囊、丸)、退龄颗粒、知柏地黄丸、首乌丸、精乌胶囊(颗粒)、肝肾滋、五子衍宗丸(片、口服液)	/
	气血双补	/	再造生血片(胶囊)、人参首乌胶囊(精)、人参归脾丸、田七补丸、复方扶芳藤合剂、益气养血口服液、阿胶益寿晶、八珍颗粒(丸、胶囊、片)、驴胶补血颗粒、升气养元糖浆、十全大补口服液(丸)、消疲灵颗粒、养血饮口服液、益气养元颗粒、健延龄胶囊、生血宝颗粒、阿胶三宝膏、复方阿胶浆、薯蓣丸、归脾丸(合剂)、	健脾生血颗粒(片)

分类	二级分类	三级分类	药 品 名 称	儿科专用中成药
补益剂	气血双补	/	阿胶补血膏(颗粒、口服液)、当归补血口服液(颗粒、丸、胶囊)、山东阿胶膏、升血灵颗粒、益气维血颗粒(胶囊、片)、升血调元汤、黄芪精、人参养荣丸、参茸阿胶、益中生血片	
	益气养阴	/	参麦注射液、生脉片(颗粒、胶囊、口服液)、生脉注射液、稳心颗粒、养血清脑颗粒(丸)、人参固本丸、黄芪生脉饮、虚汗停颗粒(胶囊)、心脑舒口服液、益肺清化膏、养阴生血合剂	/
	阴阳双补	/	补肾强身胶囊(片)、古汉养生精、鹿角胶颗粒、还精煎口服液、健步丸、血宝胶囊、清宫长春胶囊、固本强身胶囊、参茸固本片、杜仲补腰合剂、补肾康乐胶囊、补肾益脑片(丸、胶囊)、参茸卫生丸、三宝胶囊、生力胶囊、还少胶囊、抗衰复春片、龟鹿二仙膏、麒麟丸、七宝美髯丸(颗粒、口服液)	/
温里剂	温中散寒	/	安中片、理中丸、良附丸(软胶囊、滴丸)、胃炎宁颗粒、温胃舒泡腾片(颗粒、软胶囊)、香砂养胃丸(颗粒、片、口服液、胶囊、乳)、仲景胃灵丸(片)、丹桂香颗粒(胶囊)、复方春砂颗粒、桂附理中丸、胃疡灵颗粒、小建中合剂(颗粒、胶囊)、虚寒胃痛胶囊(颗粒)、复方田七胃痛胶囊、丁蔻理中丸、御制平安丸、附子理中片(丸、口服液)、参桂理中丸、黄芪健胃膏、香砂理中丸、胃肠灵颗粒、茴香橘核丸、十香丸	/
	回阳救逆	/	四逆汤合剂、参附注射剂	/
固涩剂	固表止汗	/	复芪止汗颗粒、玉屏风颗粒(口服液、胶囊)	/
	涩精止遗	/	金樱子膏(丸)、金锁固精丸、锁阳固精丸、缩泉丸(胶囊)	/
蠲痹通络剂	祛寒通痹	/	风湿痛药酒、冯了性风湿跌打药酒、大活络丸(胶囊)、活络丸、风湿骨痛丸(胶囊、颗粒)、风寒双离拐片、复方雪莲胶囊、寒痹停片、寒湿痹片(颗粒)、胡蜂酒、虎力散(胶囊、片)、金钱白花蛇药酒、马钱子散、木瓜片(丸)、祛痹舒肩丸、祛风舒筋丸、祛风止痛片(丸、胶囊)、塞隆风湿酒、麝香风湿胶囊、疏风定痛片(丸)、舒筋丸、小活络丸(片)、国公酒、追风透骨丸(片、胶囊)、豨莶丸、消络痛片、寒热痹颗粒、风湿定片(胶囊)、伸筋活络丸、三两半药酒、风湿液、骨龙胶囊、骨刺消痛片、附桂骨痛片、腰痛宁胶囊	/
	清热通痹	/	二妙丸、三妙丸、四妙丸、风湿圣药胶囊、当归拈痛丸、风痛安胶囊、昆明山海棠片、雷公藤多苷片、雷公藤片、湿热痹片(颗粒、胶囊)、痛风定胶囊(片)、豨桐丸(胶囊)、滑膜炎颗粒	
	活血通痹	/	风湿马钱片、黄瑞香注射液、盘龙七片、神农药酒、疏风活络丸(片)、舒筋活络酒、雪莲注射液、追风舒经活血片、痹祺胶囊、通络开痹片、瘀血痹颗粒(胶囊、片)、活血壮筋丸(胶囊、丹)、骨刺宁胶囊(片)、颈痛颗粒、筋骨痛消丸、颈复康颗粒、祖师麻片(注射液)、正清风痛宁片(缓释片、胶囊)	/
	补虚通痹	/	通痹胶囊(片)、天麻丸(片、胶囊)、鹿筋壮骨酒、妙济丸、独活寄生合剂(颗粒、丸)、尫痹颗粒(片、胶囊)、杜仲壮骨丸、骨仙片、健步强身丸、天麻祛风补片、穿龙骨刺片、抗骨增生胶囊(颗粒、丸)、壮骨关节丸、颈痛灵药酒	/

分类	二级分类	三级分类	药品名称	儿科专用中成药
五官科	耳病	/	耳聋丸、通窍耳聋丸、耳聋左慈丸	/
	鼻病	/	鼻通丸、利鼻片、辛芩颗粒（片）、香菊片（颗粒、胶囊、含漱剂）、鼻炎片、鼻渊舒口服液（胶囊）、畅鼻通颗粒、通窍鼻炎片（颗粒、胶囊）、辛芳鼻炎胶囊、鼻窦炎口服液、辛夷鼻炎丸、千柏鼻炎片（胶囊、颗粒）、鼻炎康片、鼻咽清毒片（颗粒）	/
	咽喉病	/	银黄含片（颗粒、口服液、片）、银黄注射液、复方鱼腥草片（颗粒、胶囊、合剂、软胶囊）、复方瓜子金颗粒（含片）、利咽解毒颗粒、清咽润喉丸、清咽利膈丸、桂林西瓜霜（胶囊、含片）、清咽滴丸、双梅喉片、万通炎康片（胶囊）、众生丸（片、胶囊）、复方黄芩片、西瓜霜润喉片、复方草珊瑚含片、金嗓开音丸、北豆根胶囊（片、咀嚼片）、梅花点舌丸（胶囊、片）、金莲花润喉片、山香圆片（颗粒、含片）、冬凌草片（胶囊、糖浆）、喉咽清口服液、蓝芩口服液（颗粒）、青果丸（片）、清火栀麦胶囊（片、丸）、西黄清醒丸、冰硼含片、喉症丸、阮氏上清丸、咽喉消炎丸、珍黄丸、喉疾灵胶囊（片）、热毒清片（锭）、清膈丸、健民咽喉片、金参润喉合剂、玄麦甘桔含片（颗粒、胶囊）、余甘子喉片、藏青果颗粒（含片）、清喉咽颗粒（合剂）、利咽灵片、鼻咽灵片、金鸣片、清音（片）、清喉利咽颗粒、黄氏响声丸（茶）、金嗓清音丸（胶囊）、金嗓散结丸（片、胶囊）、金嗓利咽丸（胶囊、颗粒、片）、铁笛丸（片、口服液）	/
	口腔病	/	齿痛消炎灵颗粒、牙痛一粒丸、口炎清颗粒、补肾固齿丸	
	眼病	/	明目蒺藜丸、拨云退翳丸、开光复明丸、黄连羊肝丸（片）、熊胆丸（胶囊、滴丸）、明目上清丸（片）、丹红化瘀口服液、补益蒺藜丸、复明片（颗粒、胶囊）、琥珀还睛丸、明目地黄丸（胶囊）、明珠口服液、石斛夜光颗粒（丸）、石斛明目丸、障眼明片（胶囊）、增光片	/
皮肤	清热剂	/	复方珍珠暗疮片（胶囊）、金花消痤丸（胶囊）、清热暗疮片（丸、胶囊）、通便消痤胶囊（片）、消痤丸、复方青黛丸（片、胶囊）、狼疮丸	/
	祛湿剂	/	当归苦参丸、湿毒清片（胶囊）、皮肤病血毒丸、银屑灵（颗粒）	
	祛风剂	/	皮敏消胶囊、乌蛇止痒丸、消风止痒颗粒	
	活血剂	/	白癜风胶囊（丸）、白灵片、消银颗粒（片、胶囊）	
	补益剂	/	斑秃丸、养血生发胶囊、白蚀丸	/
妇产科	月经病	补益气血	妇科调经片、女金丸、定坤丹、当归流浸膏、复方鸡血藤膏（鸡血藤膏）、妇康宁片（滴丸）、安坤颗粒、当归丸（复方当归丸）、安坤赞育丸、八珍益母胶囊（丸）、当归养血丸、十二乌鸡白凤丸、同仁乌鸡白凤口服液（丸）、乌鸡白凤片（胶囊、丸）、养血当归糖浆、调经止痛片、妇科回生丸、加味八珍益母膏、五加生化胶囊、参茸白凤丸、八宝坤顺丸、复方乌鸡口服液	
		理气活血（调经）	调经活血片、调经丸、妇科得生丸、痛经宁糖浆、复方益母口服液、七制香附丸、得生丸、妇科十味片、香附丸、益母（胶囊、膏、颗粒、片、口服液）、潮安胶囊、妇科通经丸、妇女痛经丸、复方当归注射液、通经甘露丸、大黄䗪虫丸（胶囊、片）、妇痛宁滴丸、益母草颗粒（膏、胶囊、口服液）	/

分类	二级分类	三级分类	药 品 名 称	儿科专用中成药
妇产科	月经病	温经散寒	痛经宝颗粒、妇科万应膏、少腹逐瘀颗粒（丸）、田七痛经胶囊、痛经片、养血调经膏、复方益母草膏、鹿胎胶囊、天紫红女金胶囊、调经促孕丸、艾附暖宫丸	/
		固崩止血	血安胶囊、固经丸、妇科止血灵、断血流胶囊（颗粒、片、口服液）、宫血宁胶囊、止血灵胶囊、宫血停颗粒、参茜固经颗粒、止痛化癥胶囊	/
	带下病	清热利湿	白带丸、杏香兔耳风片、妇科千金片（胶囊）、宫炎平片、金刚藤糖浆、金鸡胶囊（颗粒、片）、妇炎康片、盆炎净颗粒、妇乐颗粒、花红颗粒（片）、妇炎平胶囊、复方杏香兔耳风颗粒、抗宫炎胶囊（片）	/
		健脾胜湿	除湿白带丸、妇科白带膏、千金止带丸、妇良片、愈带丸	/
		益肾止带	妇宝颗粒	/
	妊娠病	/	参茸保胎丸、保胎丸、滋肾育胎丸	/
	产后病	通乳药	乳泉颗粒、下乳涌泉散、生乳灵、通乳颗粒	/
		产后杂病	产复康颗粒、产妇安口服液、妇康丸、加味生化颗粒、生化丸、胎产金丸、新生化颗粒	/
	杂病	围绝经期综合征	更年安片、坤宝丸、更年宁心胶囊、龙凤宝胶囊	/
		乳腺疾病	乳增宁片（胶囊）、乳核散结片、乳疾灵颗粒、乳块消胶囊（片）、乳宁颗粒、乳康片、乳癖消胶囊（颗粒、片）、消核片	/
		子宫肌瘤	宫瘤清胶囊、桂枝茯苓胶囊（丸）	/
		不孕症	/	/
		其他	妇科分清丸	/
骨伤科	伤筋	活血剂	九分散、正骨水、大七厘散、跌打活血散、跌打七厘散（片）、跌打丸（片）、独一味胶囊（片）、风痛灵、红茴香注射液、七厘散（胶囊）、（沈阳）红药片（胶囊）、伸筋丹胶囊、舒筋活血定痛散、中华跌打丸、五虎散（口服液）、愈伤灵胶囊、止痛紫金丸、舒筋定痛酒、消肿止痛酊、腰痹通胶囊、腰疼丸	/
		补益剂	养血荣筋丸、腰椎痹痛丸、壮腰健肾丸（片、口服液）、壮骨伸筋胶囊、腰痛片	/
	骨折	/	回生第一丹（散、胶囊）、骨折挫伤胶囊、接骨七厘胶囊（片、散、丸）、接骨丸、伤科接骨片、三花接骨散	/

分类	二级分类	三级分类	药品名称	儿科专用中成药
骨伤科	骨痿	/	骨松宝胶囊、肾骨胶囊	/
	其他	/	抗骨髓炎片、骨痨敌注射液	/
外用药	内科外用药	/	九味羌活喷雾剂、双黄连气雾剂、银翘双解栓、安宫牛黄栓、通关散、华山参气雾剂、复方丹参气雾剂、疏痛安涂膜剂、心痛舒喷雾剂、宽胸气雾剂、前列安栓、复方牵正膏、阿魏化痞膏、野菊花栓、尿毒灵灌肠液(软膏)、暖脐膏、十香暖脐膏	双黄连栓(小儿消炎栓)、复方大青叶栓剂、小儿腹泻外敷散、小儿健脾贴膏
	外科外用药	疮疡用药	阳和解凝膏、如意金黄散、龙珠软膏、京万红、拔毒膏、伤疖膏、拔毒生肌散、生肌玉红膏、九一散、生肌散、珍珠散、紫草膏、解毒生肌膏	
		肛肠用药	九华痔疮栓、消痔软膏、马应龙麝香痔疮膏、化痔栓剂、九华膏	/
		烧烫伤药	烧伤灵酊剂、獾油、烫伤油、紫花烧伤膏、创灼膏	/
	妇科外用药	/	治糜灵栓、保妇康泡沫剂(栓)、红核妇洁洗液、洁尔阴泡腾片(洗液)、康妇软膏、消糜栓、妇宁栓	/
	皮肤科外用药	/	皮肤康洗液、青蛤散、九圣散、老鹳草软膏、生发酊、外搽白灵酊、脚气散、癣湿药水(鹅掌风药水)	/
	五官科外用药	/	滴耳油、耳炎液、鼻炎滴剂、滴通鼻炎水、西园喉药散、双料喉风散、咽速康气雾剂、冰硼散(膜剂、贴片)、珠黄吹喉散、锡类散、珠黄散、齿痛冰硼散、口腔溃疡散、青黛散、石膏散、珍黛散、白清胃散、八宝眼药、白敬宇眼药、复方熊胆滴眼剂、马应龙八宝眼膏、障翳散、夏天无眼药水、麝珠明目滴眼液、四味珍层冰硼滴眼液(珍视明滴眼液)、珍珠明目液	/
	骨伤科外用药	/	止痛透骨膏、附桂风湿膏、狗皮膏、新型狗皮膏、天和追风膏、药艾条、坎离砂、伤湿止痛膏、东方活血膏、代温灸膏、骨痛灵酊、麝香镇痛膏、通络祛痛膏、一枝蒿伤湿祛痛膏、关节止痛膏、麝香壮骨膏、骨增生镇痛膏、复方南星止痛膏、祖师麻关节止痛膏、安阳精制膏、骨质宁搽剂、祖师麻膏药、骨友灵搽剂、奇应内消膏、跌打镇痛膏、神农镇痛膏、息伤乐酊、竭红跌打酊、克伤痛搽剂、沈阳红药气雾剂(贴膏)、祛伤消肿酊、少林风湿跌打膏、麝香祛痛搽剂(气雾剂)、麝香舒活灵、筋痛消酊、按摩乳、双虎肿痛宁、损伤速效止痛气雾剂、外用无敌膏	/
其他	抗肿瘤及肿瘤辅助用药	抗肿瘤用药	抗癌平丸、平消胶囊(片)、西黄丸(胶囊)、鸦胆子油乳注射液、华蟾素口服液(片、注射液、胶囊)、安替可胶囊、复方苦参注射液、金蒲胶囊、艾迪注射液、康莱特注射液、软坚口服液、消癥益肝片、复方斑蝥胶囊、肝复乐片	/
		肿瘤辅助用药	香菇多糖注射液、复方皂矾丸、生白口服液、金复康口服液、槐耳颗粒、健脾益肾颗粒(胶囊)	/

分类	二级分类	三级分类	药 品 名 称	儿科专用中成药
其他	调节血糖血脂药	调节血糖药	玉泉丸(颗粒、胶囊、片)、参精止渴丸(降糖丸)、降糖舒胶囊、降糖胶囊、糖尿灵片、参芪降糖颗粒(胶囊、片)、金芪降糖片(丸、颗粒、胶囊)、十味玉泉胶囊、糖尿乐胶囊、消渴安胶囊、消渴灵片、消渴平片、消渴丸、消糖灵胶囊、养阴降糖片、芪蛭降糖胶囊(片)	
		调节血脂药	降脂灵胶囊(颗粒、片)、山楂精降脂片、荷丹胶囊(片)、桑葛降脂丸、葶苈降血脂片、通脉降脂片、血脂康胶囊(片、丸)、化浊轻身颗粒、脂脉康胶囊、丹田降脂丸、健脾降脂颗粒、心安宁片、血脂灵片、血脂宁丸	/
	其他	/	消瘿丸、甲亢灵片(颗粒、胶囊)、小金丸(胶囊)、散结灵胶囊、内消瘰疬丸、季德胜蛇药片、乌梅丸	/

附录5　含有毒成分中成药品种

编号	药 品 名 称	含主要有毒成分
1	一捻金	朱砂、牵牛子
2	乙肝宁颗粒	川楝子
3	二十五味松石丸	朱砂、船形乌头
4	二十五味珊瑚丸	朱砂、磁石、草乌
5	十一味能消丸	蛇肉(制)、硇砂
6	七珍丸	全蝎、朱砂、雄黄、胆南星、巴豆霜
7	七厘散	朱砂
8	人参再造丸	全蝎、朱砂、胆南星、附子(制)
9	儿童清热丸	苦杏仁
10	九分散	马钱子粉(制)
11	九圣散	轻粉、红粉、苦杏仁
12	三七伤药片	草乌(制)、雪上一枝蒿(制)
13	三子散	川楝子
14	大黄䗪虫丸	土鳖虫(炒)、水蛭(制)、干漆(煅)、苦杏仁(炒)
15	万氏牛黄清心丸	朱砂
16	小儿至宝丸	白附子(制)、胆南星、全蝎、朱砂、雄黄
17	小儿金丹片	朱砂、胆南星
18	小儿惊风散	全蝎、雄黄、朱砂
19	小金丸	制草乌
20	小活络丸	制川乌、制草乌、胆南星
21	马钱子散	马钱子粉(制)

编号	药品名称	含主要有毒成分
22	五味麝香丸	黑草乌
23	六神丸	蟾酥、雄黄
24	牙痛一粒丸	蟾酥、朱砂、雄黄
25	止咳宝片	罂粟壳浸膏
26	止咳化痰丸	罂粟壳、苦杏仁
27	牛黄抱龙丸	胆南星、全蝎、雄黄、朱砂
28	牛黄清心丸	苦杏仁、朱砂、雄黄
29	牛黄解毒片	雄黄
30	牛黄镇惊丸	全蝎、朱砂、雄黄、胆南星、白附子(制)
31	风湿马钱片	马钱子粉(制)、全蝎
32	风湿骨痛胶囊	制川乌、制草乌
33	六应丸	蟾酥、雄黄
34	六味木香散	闹羊花
35	玉真散	生白附子、生天南星
36	四逆汤	制附子
37	再造丸	蕲蛇肉、全蝎、附子(制)
38	血栓心脉宁胶囊	水蛭、蟾酥
39	冰硼散	朱砂
40	安宫牛黄丸	朱砂、雄黄
41	妇科通经丸	巴豆、硇砂(醋制)
42	红灵散	雄黄、朱砂
43	苏合香丸	朱砂
44	医痫丸	生白附子、制南星、蜈蚣、全蝎、雄黄、朱砂
45	肠胃宁片	罂粟壳
46	灵宝护心丹	蟾酥
47	局方至宝散	朱砂、雄黄
48	附子理中丸	制附子
49	纯阳正气丸	朱砂、雄黄
50	金蒲胶囊	蜈蚣、蟾酥、半夏
51	胃肠安片	朱砂、巴豆霜
52	保赤散	巴豆霜、天南星(制)、朱砂
53	洋参保肺丸	罂粟壳、苦杏仁
54	祛风舒筋丸	制川乌、制草乌
55	益元散	朱砂
56	通关散	猪牙皂
57	梅花点舌丸	蟾酥、雄黄、朱砂
58	控涎丸	制甘遂、红大戟

编号	药 品 名 称	含主要有毒成分
59	琥珀抱龙丸	朱砂、胆南星
60	紫金锭	朱砂、雄黄
61	紫雪	朱砂
62	暑症片	猪牙皂
63	跌打丸	土鳖虫
64	痧药	蟾酥、雄黄
65	麝香保心丸	蟾酥

附录6　含西药成分的常用中成药品种

编号	药 品 名 称	含西药成分
1	复方感冒灵胶囊(颗粒、片)	对乙酰氨基酚、马来酸氯苯那敏、咖啡因
2	复方忍冬野菊感冒片	阿司匹林、马来酸氯苯那敏、维生素C
3	感冒安片	对乙酰氨基酚、马来酸氯苯那敏、咖啡因
4	感冒灵胶囊	马来酸氯苯那敏、咖啡因、对乙酰氨基酚
5	感冒清片(胶囊)	对乙酰氨基酚、马来酸氯苯那敏、盐酸吗啉胍
6	感特灵胶囊(片)	对乙酰氨基酚、马来酸氯苯那敏、咖啡因
7	感愈胶囊	对乙酰氨基酚、盐酸金刚烷胺
8	蒿蓝感冒颗粒	盐酸伪麻黄碱、对乙酰氨基酚
9	金羚感冒片	阿司匹林、马来酸氯苯那敏、维生素C
10	精制银翘解毒片	对乙酰氨基酚
11	抗感灵片	对乙酰氨基酚
12	速感宁胶囊	对乙酰氨基酚、马来酸氯苯那敏、维生素C
13	速克感冒胶囊(片)	乙酰水杨酸、马来酸氯苯那敏、维生素C
14	维C银翘片(颗粒、胶囊、软胶囊)	马来酸氯苯那敏、对乙酰氨基酚、维生素C
15	银菊清解片	对乙酰氨基酚、马来酸氯苯那敏
16	重感灵片(胶囊)	马来酸氯苯那敏、安乃近
17	白纸扇感冒颗粒	盐酸麻黄碱
18	东山感冒片	对乙酰氨基酚、马来酸氯苯那敏
19	复方感冒胶囊(片)	对乙酰氨基酚、马来酸氯苯那敏
20	贯防感冒片	对乙酰氨基酚、马来酸氯苯那敏

编号	药品名称	含主要有毒成分
21	贯黄感冒颗粒	马来酸氯苯那敏
22	金防感冒颗粒	对乙酰氨基酚
23	金感欣片	对乙酰氨基酚、马来酸氯苯那敏、盐酸金刚烷胺
24	菊蓝抗流感片（胶囊、颗粒）	阿司匹林
25	牛黄消炎灵胶囊	盐酸小檗碱
26	扑感片	对乙酰氨基酚、马来酸氯苯那敏
27	强力感冒片	对乙酰氨基酚
28	新复方大青叶片	对乙酰氨基酚、咖啡因、异戊巴比妥、维生素 C
29	治感佳胶囊（片）	对乙酰氨基酚、马来酸氯苯那敏、盐酸马林双胍
30	仔花感冒胶囊（片）	马来酸氯苯那敏、对乙酰氨基酚
31	苍连感冒片	对乙酰氨基酚、氢氧化铝
32	清咳散	盐酸溴己新
33	镇咳糖浆	氯化铵
34	天一止咳糖浆	氯化铵、盐酸麻黄碱
35	良园枇杷叶膏	盐酸麻黄碱
36	安喘片	盐酸克仑特罗、马来酸氯苯那敏
37	安嗽糖浆	氯化铵、盐酸麻黄碱
38	百梅止咳糖浆	氯化铵
39	贝桔止咳糖浆	盐酸麻黄碱、苯甲酸钠
40	肺气肿片	盐酸克仑特罗
41	复方咳喘胶囊	盐酸溴己新
42	复方气管炎胶囊（片）	盐酸异丙嗪、磺胺甲噁唑、甲氧苄啶
43	甘桔止咳糖浆	盐酸麻黄碱
44	化痰消咳片	止咳酮
45	桔贝止咳祛痰片	氯化铵
46	咳喘安口服液	氯化铵
47	咳喘膏	盐酸异丙嗪
48	咳立停糖浆	盐酸麻黄碱
49	咳舒糖浆	苯甲酸钠、氯化铵
50	咳痰清糖浆	盐酸麻黄碱、氯化铵
51	咳特灵片（胶囊、颗粒）	马来酸氯苯那敏

编号	药 品 名 称	含主要有毒成分
52	芦根枇杷叶颗粒	盐酸麻黄碱
53	散痰宁糖浆	氯化铵、盐酸麻黄碱
54	舒肺糖浆	氯化铵、盐酸麻黄碱
55	顺气化痰颗粒（片）	氨茶碱、马来酸氯苯那敏
56	痰咳净片（散）	咖啡因
57	痰咳清片	盐酸麻黄碱、氯化铵
58	消咳宁片	碳酸钙、盐酸麻黄碱
59	消痰咳片	盐酸依普拉酮、甲氧苄啶、磺胺林
60	益肺健脾颗粒	磷酸氢钙、维生素 B_1、葡萄糖酸钙、氧化镁
61	苑叶止咳糖浆	盐酸麻黄碱
62	镇咳宁糖浆	盐酸麻黄碱
63	支气管炎片	盐酸麻黄碱
64	桔远止咳片	盐酸麻黄碱
65	苏菲咳糖浆	氯化铵、盐酸麻黄碱
66	芒果止咳片	马来酸氯苯那敏
67	祛痰平喘片	盐酸麻黄碱
68	舒咳枇杷糖浆	氯化铵
69	远志糖浆	浓氨溶液
70	紫桔止咳糖浆	氯化铵
71	喘舒片	盐酸克仑特罗
72	喘息灵胶囊	盐酸克仑特罗、马来酸氯苯那敏
73	胆龙止喘片	氨茶碱、盐酸异丙嗪
74	海珠喘息定片	盐酸氯喘、盐酸去氯羟嗪
75	化痰平喘片	盐酸异丙嗪
76	姜胆咳喘片	氨茶碱、氯化铵
77	咳喘清片	盐酸苯海拉明
78	情安喘定片	盐酸双氯醇胺
79	平喘抗炎胶囊	氨茶碱、氯化铵
80	麝香心痛膏	水杨酸甲酯、盐酸苯海拉明
81	息喘丸	盐酸麻黄碱
82	止喘灵气雾剂	盐酸克仑特罗

编号	药 品 名 称	含主要有毒成分
83	止咳宝片	氯化铵
84	止咳祛痰糖浆	盐酸麻黄碱
85	珠贝定喘丸	氨茶碱、盐酸异丙嗪
86	麝香壮骨巴布膏	硫酸软骨素、水杨酸甲酯、盐酸苯海拉明
87	麝香壮骨膏	水杨酸甲酯、硫酸软骨素、盐酸苯海拉明
88	神农镇痛膏	水杨酸甲酯
89	天和追风膏	水杨酸甲酯
90	香药风湿止痛膏	苯海拉明、水杨酸甲酯
91	消炎解痛巴布膏	盐酸苯海拉明、水杨酸甲酯
92	腰息痛胶囊	对乙酰氨基酚
93	祖师麻关节止痛膏	水杨酸甲酯、苯海拉明
94	鼻舒适片	马来酸氯苯那敏
95	鼻炎滴剂(喷雾型)	盐酸麻黄碱
96	鼻炎康片	马来酸氯苯那敏
97	苍鹅鼻炎片	马来酸氯苯那敏、鱼腥草素钠
98	蜂胶牙痛酊	甲硝唑
99	复方鼻炎膏	盐酸麻黄碱、盐酸苯海拉明
100	康乐鼻炎片	马来酸氯苯那敏
101	海呋龙散	呋喃西林
102	烂耳散	氧化锌、磺胺二甲嘧啶、硼酸
103	珍视明滴眼液(四味珍层冰硼滴眼液)	硼酸
104	障翳散	无水硫酸钙
105	儿咳糖浆	氯化铵
106	复方小儿退热栓	对乙酰氨基酚
107	复方鹧鸪菜散	盐酸左旋咪唑
108	临江风药	对乙酰氨基酚
109	龙牡壮骨颗粒	维生素 D_2、葡萄糖酸钙、乳酸钙
110	小儿解热栓	安乃近
111	小儿止咳糖浆	氯化铵
112	婴儿健脾颗粒	碳酸氢钠
113	婴儿散胶囊	碳酸氢钠

编号	药品名称	含主要有毒成分
114	安神补脑液	维生素 B_1
115	复方枣仁胶囊	左旋延胡索乙素
116	参乌健脑胶囊(抗脑衰胶囊)	维生素 E
117	力加寿片	维生素 E
118	脑力宝丸	维生素 E、维生素 B_1
119	脑力静糖浆	维生素 B_1、维生素 B_2、维生素 B_6
120	维尔康胶囊	维生素 A、维生素 E、维生素 C、维生素 B_1
121	妇科十味片	碳酸钙
122	妇炎灵胶囊	苯扎溴铵、硼酸
123	妇炎平胶囊	盐酸小檗碱、硼酸
124	更年灵胶囊	维生素 B_1、维生素 B_6、谷维素
125	更年舒片	谷维素、维生素 B_6
126	坤净栓	呋喃唑酮
127	盆炎清栓	吲哚美辛
128	冰黄软膏	氯霉素
129	肤螨灵软膏	甲硝唑、地塞米松
130	克痤隐酮乳膏	甲氧苄啶、维生素 A、维生素 E
131	伤可贴	呋喃西林
132	顽癣净	苯甲酸、水杨酸
133	蜈蚣追风膏	盐酸苯海拉明
134	紫松皮炎膏	醋酸地塞米松
135	肛泰	盐酸小檗碱、盐酸罂粟碱
136	化痔栓	次没食子酸铋
137	消痔灵注射液	枸橼酸钠、亚硫酸氢钠
138	复方五仁醇胶囊	碳酸钙
139	连蒲双清片	盐酸小檗碱
140	强力康颗粒	维生素 E
141	三黄胶囊(片)	盐酸小檗碱
142	万宝油	浓氨溶液
143	新癀片	吲哚美辛
144	雪胆解毒丸	盐酸小檗碱
145	晕宁软膏	氢溴酸东莨菪碱

附录7　妊娠禁忌中成药品种

分　类	药品名称
解表剂	正柴胡饮颗粒、感冒疏风颗粒、都梁滴丸、上清丸、清瘟解毒片
清热剂	穿心莲片、六神丸、牛黄解毒丸、片仔癀、犀黄丸、败毒膏、消炎解毒丸、利胆排石片、胆石通、结石通、大黄清胃丸、三妙丸、金莲清热颗粒、喜炎平注射液、瓜霜退热灵胶囊、连翘解毒丸、六神胶囊、牛黄醒消丸、升血小板胶囊、地榆槐角丸、痔疮胶囊、痔康片
和解剂	荆花胃康胶丸
祛暑剂	十滴水、紫金散
开窍剂	冠心苏合丸、苏冰滴丸、安宫牛黄丸、行军散、万氏牛黄清心丸、紫雪、醒脑静注射液、珍黄安宫片、苏合香丸、十香返生丸
泻下剂	十枣丸、舟车丸、麻仁丸、润肠丸、三黄片、牛黄清火丸、牛黄清胃丸、大黄通便颗粒、通便宁片、当归龙荟丸、牛黄至宝丸、清宁丸、麻仁润肠丸、便通片、麻仁滋脾丸、通便灵胶囊、降脂通便胶囊、肾康注射液
理气剂	木香顺气丸、十香止痛丸、气滞胃痛冲剂、开胸顺气丸、九气拈痛丸、柴胡舒肝丸、厚朴排气合剂、胃苏颗粒、健胃消炎颗粒、舒肝健胃丸、开胸顺气丸
祛湿剂	胃痛宁片、黄葵胶囊、乙肝健片、八宝丹胶囊、大黄利胆胶囊、肝泰舒胶囊、金黄利胆胶囊、舒胆片、茵芪肝复颗粒、胆康胶囊、胆石通胶囊、利胆排石颗粒、前列倍喜胶囊、清热通淋片、银花泌炎灵片、肾石通颗粒
止泻剂	六味香连胶囊、香连化滞丸、泻停胶囊、涩肠止泻散、补脾益肠丸
治风剂	小活络丸、天麻丸、华佗再造丸、人参再造丸、川芎茶调丸、抗栓再造丸、通天口服液、脑立清胶囊、平眩胶囊、石龙清血颗粒、天智颗粒、天舒胶囊、丹珍头痛胶囊、清脑降压胶囊、天菊脑安胶囊、痫愈胶囊、醒脑再造胶囊、癫痫平片、化风丹、大活络丸、再造丸
化痰止咳平喘剂	鱼腥草注射液、礞石滚痰丸、克咳胶囊、苏黄止咳胶囊、枇杷止咳颗粒、强力枇杷露、止嗽化痰颗粒、痰咳净散、止咳丸
消导剂	槟榔四消丸、清胃和中丸、九制大黄丸、香砂养胃丸、大山楂丸、山楂化滞丸、沉香化滞丸、木香槟榔丸、四磨汤口服液
安神剂	芪冬颐心颗粒、补脑安神胶囊、百乐眠胶囊
活血剂	活血解毒丸、丹红注射液、扶正化瘀胶囊、丹鹿通督片、红花注射液、脉平片、脉血康胶囊、疏血通注射液、稀红通络口服液、消栓通络片、脑血康片、血府逐瘀丸、冠脉宁片、冠心舒通胶囊、心脑宁胶囊、冠心苏合丸、心脉通片、丹灯通脑胶囊、九味肝泰胶囊、荜铃胃痛颗粒、胃力康颗粒、心通颗粒、通心络胶囊、血栓心脉宁胶囊、脉络通胶囊、脑心通胶囊、益心丸、脉络宁注射液、脉络宁口服液、培元通脑胶囊、麝香保心丸、麝香通心滴丸、稀莶通栓胶囊、脑栓通胶囊、滇白珠糖浆、华佗再造丸、人参再造丸、逐瘀通脉胶囊、鳖甲煎丸、复方鳖甲软肝片、消瘀康胶囊
止血剂	三七片、致康胶囊、云南白药胶囊、痔血丸
补益剂	六君子丸、人参健脾丸、金匮肾气丸、左归丸、眩晕宁片

分　类	药 品 名 称
温里剂	理中片、复方胃痛胶囊、桂附理中丸、温胃舒颗粒
固涩剂	/
蠲痹通络剂	虎骨追风酒、活络丸、祛风止痛片、散风活络丸、小活络丸、追风透骨丸、风湿骨痛丸、附桂骨痛胶囊、复方雪莲胶囊、寒湿痹片、木瓜片、万通筋骨片、关节克痹丸、黑骨藤追风活络胶囊、疏风定痛丸、风湿液、腰痛宁胶囊、骨刺丸、湿热痹胶囊、雷公藤多苷片、通络开痹片、风湿祛痛胶囊、风湿马钱片、金骨莲胶囊、正清风痛宁片、瘀血痹片、痹祺胶囊、骨刺宁胶囊、颈复康颗粒、颈痛颗粒、金乌骨通胶囊、独活寄生合剂、天麻壮骨丸、通痹胶囊、益肾蠲痹丸
五官科	梅花点舌片、明目上清片、丹红化瘀口服液
皮肤	当归苦参丸、湿毒清片、白灵片、肤痒颗粒、乌蛇止痒丸
妇产科	妇科调经片、女金片、妇科十味片、七制香附丸、得生胶囊、复方益母胶囊、大黄䗪虫胶囊、妇女痛经颗粒、益母草膏、丹莪妇康煎膏、丹黄祛瘀片、坤复康片、散结镇痛胶囊、舒尔经颗粒、少府逐瘀颗粒、艾附暖宫丸、宫血宁胶囊、止痛化癥胶囊、妇炎舒片、妇炎消胶囊、花红颗粒、金鸡片、康妇炎胶囊、抗宫炎颗粒、盆炎净胶囊、安宫止血丸、茜芷片、宫瘤宁胶囊、乳康片、乳块消颗粒、乳癖散结颗粒、消乳散结胶囊、岩鹿乳康胶囊、宫瘤清片、宫瘤消胶囊
骨伤科	三七伤药片、跌打丸、跌打七厘片、七厘胶囊、复方伤痛胶囊、红药片、龙血竭胶囊、沈阳红药胶囊、愈伤灵胶囊、活血止痛胶囊、颈舒颗粒、舒筋活血胶囊、痛舒片、腰痹通胶囊、养血荣筋丸、壮骨伸筋胶囊、壮腰健肾片、复方杜仲健骨颗粒、接骨七厘散、伤科接骨片、骨折挫伤胶囊、骨愈灵胶囊、云南白药、九分散
外用药	小败毒膏、痔疮栓、肛安栓、肛泰软膏、消痔栓、连柏烧伤膏、宫颈炎康栓、妇炎平阴道泡腾片、复方土槿皮酊、桂林西瓜霜、开喉剑喷雾剂、复方牙痛酊、麝香追风膏、麝香海马追风膏、天和追风膏、代温灸膏、神农镇痛膏、消肿止痛酊、肿痛气雾剂、狗皮膏(改进型)、跌打万花油、复方南星止痛膏、骨痛灵酊、展筋活血散、正骨水、活血止痛膏、伤湿祛痛膏、去腐生肌散、疮疡膏、败毒膏、百灵膏、消核膏
其他	西黄丸、平消片、艾迪注射液、安替可胶囊、慈丹胶囊、肝复乐胶囊、金龙胶囊、康莱特软胶囊、康莱特注射液、消癌平胶囊、紫龙金片、康力欣胶囊、消渴康颗粒、消渴丸、玉泉颗粒、芪蛭降糖胶囊、脂必泰胶囊、丹香清脂颗粒、荷丹片、降脂通脉胶囊、壳脂胶囊、脂康颗粒、脉络舒通颗粒、内消瘰疬丸、五海瘿瘤丸、小金丸、囊虫丸、驱虫片、化虫丸、虎杖片